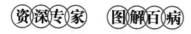

资深专家 图解百病

中 风

ZHONG FENG

牛换香 ◎ 主编

U0206392

中国医药科技出版社

内 容 提 要

《资深专家 图解百病》丛书是由专科医生把关而权威可靠、科普作家润色而趣味横生、专业绘画插图而易看易懂、网络平台互动而增值实惠的一套医学科普图书。

中风是一种常见疾病，具有发病急、致死致残率高的特点。本书从中风的认识、误区、病因、临床表现、诊断、鉴别诊断、各种治疗方法以及预防康复手段等对其进行了全面的叙述，要言不烦，通俗易懂。在众多的同类书中，有着可读性强、操作容易和紧跟诊治进展的特点，为一本难得的好书。

图书在版编目（CIP）数据

中风／牛换香主编．— 北京：中国医药科技出版社，2014.3
（资深专家图解百病）
ISBN 978-7-5067-6551-0

Ⅰ．①中… Ⅱ．①牛… Ⅲ．①中风—防治—图解 Ⅳ．① R743.3-64

中国版本图书馆 CIP 数据核字（2013）第 316926 号

美术编辑 陈君杞

版式设计 腾莺图文

出版 中国医药科技出版社
地址 北京市海淀区文慧园北路甲 22 号
邮编 100082
电话 发行：010-62227427 邮购：010-62236938
网址 www.cmstp.com
规格 850×1168mm $^1/_{32}$
印张 7$^1/_4$
字数 155 千字
版次 2014 年 3 月第 1 版
印次 2015 年 9 月第 2 次印刷
印刷 三河市汇鑫印务有限公司
经销 全国各地新华书店
书号 2SBN978-7-5067-6551-0
定价 19.80 元
本社图书如存在印装质量问题请与本社联系调换

《资深专家 图解百病》丛书

前　言

　　人的一生追求的东西太多，事业、权力、地位、金钱、爱情……，但这一切如果没有健康作载体，都成了"浮云"。地位是暂时的，荣誉是过去的，金钱是身外的，唯有健康是自己的！健康是唯一不能被剥夺的财富！没有健康就没有一切！

　　那么，什么是健康呢？世界卫生组织提出：健康是身体、心理与社会的完美状态，而不仅仅是没有疾病或不虚弱。影响健康、导致疾病的主要危险因素包括以下几个方面：环境（占17%）、遗传（人类的生物因素，占15%）、保健服务（医疗条件，占8%）、行为和生活方式（占60%）。其中，行为和生活方式引起的慢性病占有一半以上的比例。所谓慢性病，是慢性非传染性疾病的简称，是指以生活方式、环境危险因素为主引起的心脑血管疾病、肿瘤、糖尿病、慢性呼吸道疾病等为代表的一组疾病。慢性病的特点有：发病隐匿，潜伏期长；找不到病原体，只有危险因素；多因素致病，一果多因；一体多病，一因多果；相互关联，共同依存；增长幅度加快，发病年龄呈年轻化（井喷状态）。令人担忧的严峻现实是：

- 吸烟率居高不下
- 80% 以上的人食盐、食油摄入超过推荐标准
- 50% 的人蔬菜、水果摄入不足，体育锻炼比例较低
- 超重者超过 3 亿，肥胖者超过 1 亿
- 高血压病患者超过 2 亿
- 糖尿病患者超过 9000 万
- 高脂血症患者超过 3000 万

面对如此触目惊心的数字，该如何预防慢性病？维护健康靠什么？

靠钱吗？答案是否定的。钱买不来健康，目前国内养生保健市场很大，受健康信息供不应求和法律保障体系不健全的影响，一些伪专家和某些媒体不断推出不科学的养生观：鸡血疗法、卤碱疗法、绿豆疗法、泥鳅疗法……还推出不少所谓的保健品。有些人不惜花重金跟着广告追健康，结果越追越不健康，他们被伪科学忽悠了。

靠医院和医生吗？答案也是否定的。医生、新设备也无法保证你健康。举例来说：以前没有冠状动脉支架，现在市场销售额每年超过 200 亿美金。支架的使用对减少二次心肌梗死的

风险非常有效(80%~90%),但在6个月内有10%~20%再堵上。于是发明了带抗凝药的支架,更加昂贵。有的人安装好多个支架,心脏都快成"铁疙瘩"了,最后也难逃心衰的厄运。

其实,健康的金钥匙就掌握在自己手中,预防慢性病要靠自我健康管理,最好的医生是自己,最好的处方是知识。那么我们这套《资深专家 图解百病》丛书就是为了帮助大家成为自我健康管理的能手。

《资深专家 图解百病》丛书集权威、趣味、科普和实惠于一体。有四大特色:

- 专科医生把关而权威可靠
- 科普作家润色而趣味横生
- 专业绘画插图而易看易懂
- 网络平台互动而增值实惠

具体来讲,本丛书的各个分册从每个疾病的发病情况、如何发生、有什么症状、需要做哪些检查而确定诊断等进行了具体的介绍,并提出了相应的治疗原则、具体策略和预防调养措施,力求读者能够彻底了解疾病,知道如何确定自己是否患有该种疾病、如何选择正确的治疗方法、怎样调节饮食、合理运动、日常生活注意事项和心理调整,从而活出健康、活出精彩。

本丛书的内容较为全面、细致,既有理论的阐述,又有具体方法的介绍,并引用新的、权威的观点及数据;形式方面,书中文、图、表并茂，方便读者阅读理解。具有科学性、实用性、通俗性和新颖性，是一套难得的保健科普图书。

为更好地为大家服务，请您提出宝贵建议或咨询。我们的腾讯 QQ 号:512560243;腾讯微信号:18610734968;新浪博客和微博:http://blog.sina.com.cn/mekangbbs。

编　者

2014 年 2 月

目　录

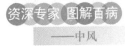

第三章

时间就是生命

——中风的早期鉴别与诊断

第四章

"小中风"引起"大事件"
——短暂性脑缺血发作（TIA）的诊断与治疗

第五章

脑血管受"堵"的恶果
——脑梗死的诊断与治疗

第六章

脑血管"破裂"的恶果
——脑出血与蛛网膜下隙出血的诊断与治疗

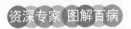
第七章

祸不单行

——中风主要并发症的预防与治疗

第八章

早日回归

——中风的康复与护理

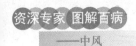

第九章

勿忘中医

——中风的中医辨证治疗

第十章

斩草除根

——防治引起中风的疾病

第十一章

三分治，七分养

——中风患者的日常调养与中风的预防

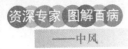

中风导读
——中风是致死致残率极高的疾病

第一章

1 中风已成为致死的主要原因之一

随着我国经济的飞速发展、人民生活水平的提高、生活方式的改变以及人口的老龄化，导致高血压、糖尿病、高脂血症等中风（脑卒中）的危险因素日益增多。

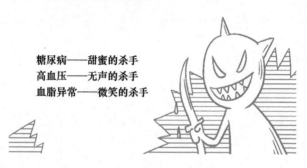

糖尿病——甜蜜的杀手
高血压——无声的杀手
血脂异常——微笑的杀手

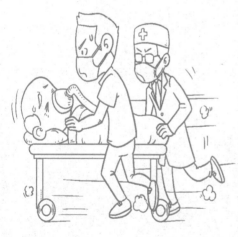

祸从天降，王先生突发脑溢血：王先生，50岁，做销售工作，平时很忙，压力大，由于工作需要，经常喝酒，并养成了抽烟的习惯。有一天在工作中突然头痛，右侧半身活动不灵，说话口齿不清，被送往医院，诊断为脑溢血。

● 很多人在发生中风后往往延误治疗时机，重者丧失生命，轻者留下不同程度的后遗症，造成终生遗憾。

世界卫生组织（WHO）最新数据表明，全球每6个人中就有1人可能罹患中风，每6秒就有一人死于中风、1人因中风永久残疾。全世界每年近600万人死于中风。每年中风的死亡人数比艾滋病、结核病和疟疾三种疾病加起来的总死亡人数还要多。而艾滋病、结核病和疟疾这三种疾病成功的公共卫生宣教策略为中风防治提供了宝贵的经验。

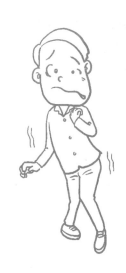

全国每年新发中风约200万人；每年死于脑血管疾病约150万人；存活的患者数（包括已痊愈者）600万~700万。

脑血管疾病是致残率很高的疾病。据统计，在存活的脑血管疾病患者中，约有3/4不同程度地丧失劳动能力，其中重度致残者约占40%。目前，全国每年用于治疗脑血管疾病的费用估计要在100亿元以上，加上各种间接经济损失，每年因本病支出接近200亿元人民币，给国家和众多家庭造成沉重的经济负担。

值得引起重视的是当前我国高血压患者的数量正在快速递增，且多数患者血压控制不理想，这可能是导致脑血管疾病高发的最主要原因。此外，人口老龄化的进程加速也是一个重要的影响因素。预计到2030年，我国60岁以上的人口将达到3亿以上，而脑血管疾病首次发病者约有2/3是在60岁以上的老年人口。另一个不容忽视的原因，即很多人由于缺乏科学的防病保健知识，养成了不健康的生活方式。因此，预计脑血管疾病近期在我国还会继续上升，

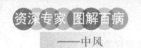

造成的危害也将日趋严重。所以进一步加大防治力度，尽快降低中风的发病率和死亡率，已成为当前一项刻不容缓的重要任务。

《中国脑卒中宣言》，呼吁全社会重视中风防控，并向民众提出5项简易措施：认知高血压、糖尿病、血脂异常等中风危险因素；进行体力活动及常规锻炼；健康饮食，避免肥胖；戒烟限酒；学会识别中风预警症状和应对方法。

2 什么是中风

中风也称为脑卒中，是由于大脑里面的血管突然发生破裂出血或因血管堵塞造成大脑缺血、缺氧而引起的。

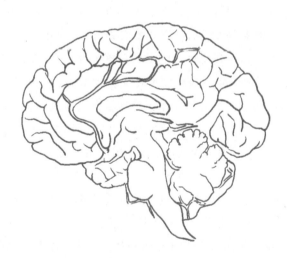

中风是发病急、来势凶、变化快的急性病症，它正如中医描述的"中风之病，如矢石之中人，骤然而至也"。其意是急骤、变化多端，好像风一样善行而莫测，就如被石子突然击中而扑倒，

——中风是致死致残率极高的疾病中风

所以得名为中风。中风已经成为我国第一大致死疾病和第一致残疾病。

> 由于中风具有发病率高、死亡率高、致残率高、复发率高以及并发症多的特点，所以医学界把它同冠心病、癌症并列为威胁人类健康的三大疾病之一。

3 中风分为出血性和缺血性两大类

根据发病的原因，中风分为出血性和缺血性两大类。

缺血性中风，俗称"脑梗死"，主要包括脑血栓形成和脑栓

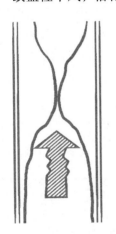 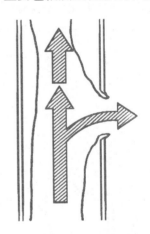

塞两种。脑血栓形成是由于动脉狭窄，管腔内逐渐形成血栓而最终阻塞动脉所致；脑栓塞是由于血栓脱落或其他栓子进入血流中阻塞脑动脉所引起。发生缺血性中风一般症状较平缓，绝大多数患者意识清楚，表现为半身瘫痪或无力、言语困难、肢体麻木等。

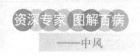

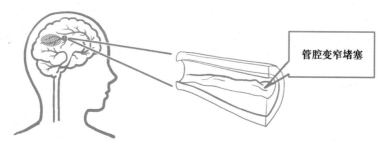

管腔变窄堵塞

出血性中风，根据出血部位的不同分为脑出血和蛛网膜下隙出血。脑出血俗称"脑溢血"，是由于脑内动脉破裂，血液溢出到脑组织内；蛛网膜下隙出血是脑表面或脑底部的血管破裂，血液直接进入容有脑脊液的蛛网膜下隙和脑池中。脑出血患者多会表现剧烈头痛、频繁呕吐、半身瘫痪甚至昏迷不醒等症状，严重者甚至很快死亡。蛛网膜下隙出血最常见的原因是颅内动脉瘤破裂或脑血管畸形破裂引起，一般发病较急，头痛剧烈，以中青年人居多。

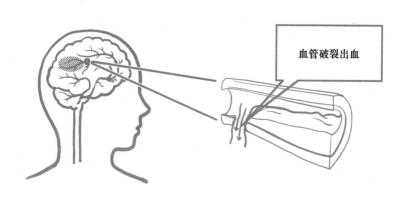

血管破裂出血

✂ 无知比疾病更可怕

在疾病面前人人平等，中风患者有名人，也有平民百姓，如以色列总理沙龙、法国领导人密特朗等。有人认为：现在心脑血管疾病多，肿瘤、糖尿病多是因为经济发达后生活富裕造成的。是这样吗？在美国，白人跟黑人相比，生活富裕，而患病率低；白领跟蓝领相比：生活富裕，而患病率低；说明什么？因为白领人群受到较好的健康教育，卫生知识、自我保健意识高。许多人不是死于疾病，而是死于无知。

关于中风可能存在很多误解，这些错误的认识会影响疾病的预防和治疗。

误区一：每年春秋输两次液会预防中风

目前还没有科学研究来证明这种输液预防的方法是有效的。单靠短期静脉滴注一两种药物是不能起到预防的作用的，及时治疗相关疾病（高血压、心脏病、糖尿病、高血脂、肥胖等）和改变不良生活方式（吸烟、酗酒等）才是预防中风的有效措施。

误区二：中风发病突然，无法预防

在中风发病前往往有许多先兆，比如，中风发病前大多会有一次到多次的短暂脑缺血发作（俗称小中风），表现为突然发生的单眼或双眼看不清东西、面部或单侧肢体麻木、无力，说话不清楚、剧烈头痛等症状，一般发作仅持续几分钟便消失，极易被病人忽视。一旦出现上述先兆，常预示着大中风的来临，必须积极到医院求治，不可延误。

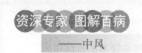

在日常生活中要合理饮食，保持适当的体力活动，积极治疗高血压、心脏病、糖尿病、高血脂等疾病，戒烟、限酒，保持理想体重，保持乐观心态，可以有效地防止中风的发生。

误区三：青年人不必担心会得中风

虽然中风的主要患病人群是中、老年人，临床资料显示2/3以上的中风首次发病者是60岁以上的老年人，但这并不能说明年轻人就可高枕无忧。现在，中风已经出现"年轻化"的趋势。年轻人患中风的危险因素除了高血压、酗酒、吸烟、夜生活过度、高脂肪饮食外，还有代谢异常（如高同型半胱氨酸血症）、血液病、心脏疾病、先天性疾病、免疫系统疾病等因素。因此，纠正不健康的生活方式，积极查找、治疗原发病并是青年人远离中风的关键。

误区四：血压正常或偏低者不会得中风

很多人都知道高血压患者容易得中风，高血压是脑出血和脑梗死的最重要危险因素，但不是唯一的危险因素。脑动脉硬化病人由于脑血管管腔变得狭窄，以及其他一些危险因素存在，即使血压正常或偏低也同样会得中风，只是发病的概率要比高血压患者少得多。

误区五：血压高时服药、血压正常时就可以停药

很多病人在应用降压药治疗一段时间后，血压降到正常就立即停药。结果停药后血压又升高，还要再使用药物降压，这种间断和无规律的治疗不但造成血压较大幅度的波动，而且加重了动脉硬化和对心脏、脑、肾脏等器官的损害。正确的服药方法是血

压降到目标范围后，在医生的指导下坚持服药。应注重平稳控制血压，减少血压大幅波动。

误区六：瘦人不会得中风

与胖人相比较，瘦人得中风的概率相对低一些，但绝对不可因此而放松警惕。因为瘦人也可以患高血压、糖尿病、动脉硬化、血脂紊乱等疾病，这些都是引起中风的危险因素。

误区七：血压降得越低越好

一些高血压病人在得知血压高后，往往很着急，希望能很快将血压降下来，这种想法是错误的，血压降得过快、过低会使人感到头晕、乏力。高血压病人应将血压控制在低于140/90mmHg，合并糖尿病和肾脏疾病的病人降压目标以低于130/80mmHg 为宜。

对于合并脑血管狭窄的高血压病人，为保持充足的脑部供血，应将血压维持在相对高一些的水平。脑血管狭窄程度较重时，如果将血压降得过低，会使本来就已处于缺血状态的大脑进一步加重缺血，发生脑梗死。所以对高血压的治疗应根据病人的实际情况将血压控制在合理的水平。

误区八：脑血管狭窄都可以用支架治疗

脑动脉狭窄可显著增加病人得缺血性中风的风险，对于严重的血管狭窄，内科治疗方法往往对其束手无策，而血管内支架治疗以其肯定的临床疗效已在国内迅速开展。

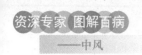

并非所有的脑血管狭窄病人都需要血管内支架治疗。对于是否实施支架治疗，医生会根据脑血管狭窄病人的脑血流情况、病情特点，以及衡量支架治疗对病人的好处与风险综合分析后做出判断。对有症状的轻、中度脑血管狭窄病人应首选内科药物治疗，内科治疗无效时再考虑血管内支架治疗。盲目的支架治疗只能给病人及家属带来不必要的经济负担和心理压力，因此对支架治疗应持慎重态度。

误区九：低剂量的阿司匹林能起到预防中风的作用

目前神经科门诊大部分的病人服用阿司匹林的治疗剂量偏低。用阿司匹林进行二级预防的剂量为 75 ~ 150mg/d，需要长期服用。如果每天的治疗剂量低于 75mg，对于多数人不能达到有效的抗血小板聚集、预防血栓的目的，而每日超过 150mg，不但不能增大其预防血栓作用，反而会增加其不良反应。

阿司匹林是早晨服用好还是晚上服用好呢？目前并没有关于阿司匹林早晚服用效果和不良反应的对照研究，从阿司匹林的药物机制方面看，早晨或是晚间服用都可以。

误区十：服用阿司匹林期间吃吃停停

由于担心阿司匹林的不良反应，有些病人不能坚持服用，这样做是错误的。高危病人服用阿司匹林来防治中风应当是一个长期过程。这与阿司匹林的作用机制有关：阿司匹林在体内的分解产物与血小板中的环氧化酶结合，抑制血小板聚集，发挥抗血栓

——中风是致死致残率极高的疾病中风

的作用。但由于血小板在血循环中的寿命约为 7 天，随着体内新生血小板的不断诞生，血小板的聚集功能会逐步恢复，因此只有每天坚持服用有效剂量的阿司匹林，才能抑制新生血小板的聚集功能，达到预防血栓的目的。

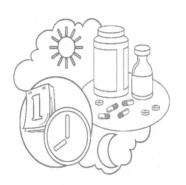

避免药物漏服小窍门

◆ 每天同一时间服药
◆ 联系每日常做的事，
  如刷牙、早餐、晚餐等
◆ 将药瓶放在显而易见处
  避免儿童触及
  避免日光直射和潮湿
◆ 使用日历提醒
  每日服药在日历上记号
  日历上标注续药日期

近年来国外的研究显示，中风的存活者如果中断使用阿司匹林，在 1 个月内缺血性中风的复发危险将会增加 3 倍以上，停药 1 周内更应当引起注意。

误区十一：他汀类药物只是降血脂药，血脂达标后即可停用

他汀类药物（如立普妥、辛伐他汀等）不仅仅是降脂药，也是抗动脉粥样硬化的药物。抗动脉粥样硬化治疗需要长期服用他汀类药物才能见效，若中途停药会导致粥样硬化斑块继续增长、斑块脱落或不稳定的斑块发生破裂，上述情况都会引发中风再次发生。因此，如果没有其他禁忌证，一般他汀类药物应该长期坚持服用。

误区十二：中风治愈后不会再发

中风的特点之一就是容易复发，复发率可达 25%。所有中风

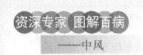

治愈后仅仅是临床症状消失，其病理基础——高血压、糖尿病或动脉硬化并没有治好。因此，中风恢复后一定要继续治疗原发病，加强自我保健，并定期复查，警惕和防止复发。

误区十三：中风是一种病

其实，中风不是一种病，它是对急性脑血管疾病的统称或俗称。实际上中风是一类疾病，包括脑出血、蛛网膜下隙出血、脑梗死、脑血栓形成、腔隙性脑梗死和小中风（短暂性脑缺血发作）等6种疾病。其中前两种属于出血性中风，后4种属于缺血性中风。

误区十四：得了中风不死必残

过去是这样，但近年来由于医疗技术的不断进步，中风的治愈率显著提高，中风后5年生存率已达到62%左右，平均寿命已达66岁，后遗症大为减少。

误区十五：中风只能进行内科保守疗法

过去确实如此，但近年来国内外已开展了外科手术疗法，而且效果较好。缺血性中风开展颅外动脉搭桥术、大网膜颅内移植术、椎动脉减压术等；出血性中风的手术适应证是中等量出血经内科保守治疗效果不佳者，手术主要有两种：开颅清除血肿和立体定位手术清除血肿。

误区十六：父母患中风，子女必得

中风并非是遗传病，仅有一部分中风具有遗传倾向。因此，中风患者的子女不必忧心忡忡。但应指出，这些人患中风的危险性可能大于一般人群。为此，他们应加强自我保健，认真、积极地防治高血压、高血脂和动脉硬化等。

···· **预防是健康之本：扁鹊治病的故事** ····

　　魏文王问名医扁鹊说："你们家兄弟三人，都精于医术，到底哪一位最好呢？"扁鹊答说："长兄最好，中兄次之，我最差。"文王再问："那么为什么你最出名呢？"扁鹊答说："我长兄治病，是治病于病情发作之前。由于一般人不知道他事先能铲除病因，所以他的名气无法传出去，只有我们家的人才知道。我中兄治病，是治病于病情初起之时。一般人以为他只能治轻微的小病，所以他的名气只及于本乡里。而我扁鹊治病，是治病于病情严重之时。一般人都看到我在经脉上穿针管来放血、在皮肤上敷药等大手术，所以以为我的医术高明，名气因此响遍全国。"文王说："你说得好极了。"

　　《素问·四季调神大论》："圣人不治已病治未病，不治已乱治未乱，此之谓也。夫病已成而后药之，乱已成而后治之，譬犹渴而穿井，斗而铸锥，不亦晚乎"。也就是说：上医治未病，中医治欲病，下医治已病。

5　中风的就医指导

　　发生中风后的就医原则有八个字：及早送医、专科诊治。

　　● 及早送医

　　及早送医是指在发现中风的早期征兆后，第一时间到医院寻求诊治，不要有"在家休息一下可能就好了"，"现在不太稳定等好一点再去"等拖延时间的想法，这只能耽误诊治，对患者没有任何益处。即使是晚上，也要看急诊，尽快到医院，不能拖到第二天。

　　中风治疗强调一个就医时机，正常脑组织在缺血3小时后就可能出现不可逆变化，6小时后则缺血脑细胞出现坏死。如果脑

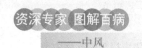

梗死的病人在 3 ~ 6 小时内施以溶解血栓治疗，就可能在脑细胞没有出现完全梗死之前，恢复氧供和血供，从而恢复全部或部分功能。这是目前惟一行之有效的治疗方案。

所有怀疑为中风的患者，在发病后应该尽快到具备条件的医院就诊，争取良好治疗时机。脑出血患者更需尽早诊治，以防病情加重，错过手术等治疗时机。

● 专科诊治

发生中风后，应该选择有条件提供早期诊断、早期血管评估、早期治疗的医院进行诊疗，由专业的神经科医生进行治疗。就诊的医院应该能够提供 24 小时不间断的 CT 检查，有磁共振、脑血管造影仪器设备，具有专业的神经内外科和放射科医生。在我国现存情况下，应该以三级医院神经内科为首选。

6 患中风的危险因素有哪些

如果对以下条目中的两条及以上回答"是"，那么有必要到医生那里，由专业人士对个人患中风的风险进行全面评估。

年龄
□您的年龄在55岁以上
家族史
□您的父系血亲（父亲或兄弟）中有人在55岁之前，或者母系血亲（母亲或姐妹）中有人在65岁之前曾患中风
既往史
□您有冠心病
□您已经患过一次中风
□您有心律失常
吸烟史
□您本人抽烟，或者生活工作环境中，每天都有人抽烟
糖尿病
□您患有糖尿病，或者需要依靠降糖药控制血糖

胆固醇
□您的总胆固醇水平达到240mg/dl甚至更高
□您的高密度脂蛋白水平低于40mg/dl
□您不知道您的胆固醇和高密度脂蛋白水平
血压
□您的血压是140/90mmHg甚至更高或者您已经被告知您患有高血压
□您不知道您的血压水平
缺乏运动
□您每周有4天以上未运动（30分钟）
体重超重
□您超过正常体重，甚至更多

7　半数中风其实可避免

中风之前有 3 个阶段：无症状阶段、短暂性脑缺血发作阶段、可逆性脑缺血性神经损伤阶段。在以上任何一个阶段，都会出现中风的一些前期征兆，只要做相应的检查，就可以找出病因和病灶具体部位，通过正确处理，可以使半数以上患者避免出现中风。

但是遗憾的是，既往在临床上，对可疑中风的病人，往往只

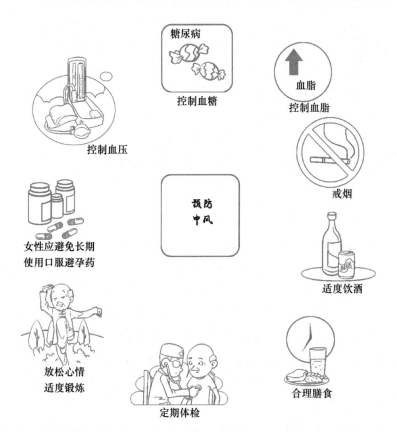

是进行输液、溶栓、抗凝等治疗，缺乏对病因进行进一步探察，虽然控制了表面症状，但治标不治本，不能最终遏制中风的发生。

一旦出现以下中风前期 3 个阶段的情况，应该进一步做颈动脉 B 超和经颅多普勒检查，以明确病因和病灶部位，通过相应的正确处理（比如通过手术或支架植入方法，切除硬化斑块，解除血管狭窄），避免中风发生。

无症状阶段：病人无任何神经系统症状和体征，仅在 CT 或磁共振检查时发现有脑梗死存在。

短暂性脑缺血发作：突然出现一侧肢体感觉或运动功能的短暂性障碍，一过性的单眼黑蒙或失语。这些症状多在 24 小时内完全恢复，一般情况只持续几分钟。目前，短暂性脑缺血发作被公认是重度中风发生的先兆，病人在 2 年内中风发生率为 26%，5 年内发生率是 40%。

可逆性脑缺血性神经损伤：神经障碍可以持续 24 小时以上，但在 1 周内可完全恢复，影像学检查可发现有病变。

8 辨别急性心肌梗死与中风

中风与急性心肌梗死都为急症，如何鉴别呢？

剧烈心绞痛是急性心肌梗死主要先兆症状。多数患者在出现心肌梗死前数日有先兆症状，表现为乏力，胸部不适，活动时心悸、气急、烦躁、心绞痛等前驱症状，常常以新出现的心绞痛，或者原有心绞痛加重为最突出表现。此时，心绞痛发作常较以往频繁，程度较剧烈，持续时间延长，硝酸甘油治疗疗效差，诱发因素不明显，也就是"不稳定型心绞痛"发作，是急性冠脉综合征的一种类型。

如果患者和家属及时发现和住院治疗，可使部分患者避免发生急性心肌梗死。如果未给予足够重视，则发生急性心肌梗死的风险较高。这类患者往往在以下几种情形下诱发急性心肌梗死发生：晨起 6 ~ 12 点机体应激性较强；饱食，特别在进食多量脂肪后；重体力活动、情绪过分激动，血压明显升高，或者用力大便；休克、脱水、出血、外科手术或严重心律失常。急性心肌梗死常发生于频发心绞痛患者中，少数发生在原先无明显症状的人群中。

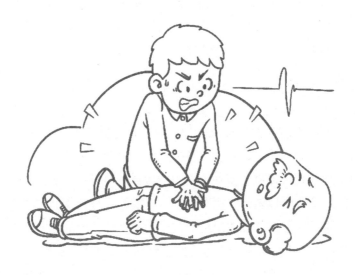

因此，对多数有明确冠心病危险因素或者原先心绞痛症状呈加重趋势的患者，或者原先无症状患者不明原因出现上述不适，均应及时到医院就医，避免耽误最佳的治疗时机。

9 警惕突发头疼等先兆

常见短暂性脑缺血发作（TIA），即一过性脑供血不足。多发于高血压病、脑动脉硬化患者。常表现为突发头痛、头晕、眼睛

发黑，或头痛固定在一侧伴有对侧肢体的麻木、无力；反复言语不清、视物模糊；突然视物旋转、耳鸣、呕吐、取物不准、四肢麻木无力且反复发作上述症状。一般一次发作持续 5 ~ 20 分钟，最长不超过 4 小时，并在此 4 小时内完全恢复正常而不留后遗症，但可反复发作，发作可一日数次，也可数周、数月或数年发作一次。反复 TIA 发作，约有 2/3 患者最终发生中风，必需给与足够的重视。另外，如果患者无明显的先兆突然出现嗜睡（与日常习惯不同），且持续数日以上不缓解，还有异常的情绪不稳定和急躁易怒，均提示中风发生，应给予足够的重视。

10 怎样选择治疗中风的药物和其他治疗方法

目前，预防和治疗中风的中、西药物种类繁多，不下百种，同时还有针灸、手术、介入等各类无创或有创的方法，为中风的有效治疗和预防提供了多种可采用的途径。但另一方面，面对太多选择又令人难以选择。面对报纸、电视等大众媒体的宣传广告和各种推销，怎样才能选出相对较好的药物和其他治疗方法而不被误导呢？为此，我们向大家介绍一些共同和基本的原则。

什么是好的治疗方法呢？我们认为有效、安全、经济和使用方便的药物或其他手段就是好的疗法。能满足上述四个方面的疗法是最理想的疗法。但如果一种疗法不能全部满足四个条件，那么效果和安全性就是需要考虑的最重要的因素，即应选择利大于弊的疗法。如果有潜在效果但还不能充分肯定，安全性就是最重要的因素。下面参考循证医学原则分别介绍怎样根据四个因素选择疗法。

● 有效性：怎样才是有效？应遵循科学研究证据并结合临床经验来判断疗效，而不是只根据个人的观点和看法。患者和亲属应该到正规的医院在医生指导下用药。不要轻信广告和推销，因为不少商业行为常常用词不实而过分夸大疗效，并回避副作用或其他不利因素（报喜不报忧）。

● 安全性：很多药物或疗法都有或轻或重的副作用或风险性。在选择时要充分考虑。但也应该明白，完全没有副作用的药物或疗法几乎是不存在的，并非只要有副作用就不敢用了，关键是看副作用是否可以耐受，应该判断效果和风险比例大小，以确定是否值得去冒一定的风险来获得某种疗效。如果某疗法发生副作用的机会很低，且不严重，疗效很显著就值得选用。但对创伤性疗法，例如手术和介入疗法的选择应向医生仔细了解其风险和效益的大小，慎重做出决定。

● 价格：每种治疗方法或药物的价格差异可能较大，但并非价钱越贵，效果越好。在个体化选择治疗药物或疗法时，需同时考虑患者的经济承受能力。

● 使用是否方便：使用方便的药物可增加服药的依从性从而保证药物发挥应有的作用，特别是需要长期使用的预防性药物。例如，每天一次口服的降压药或抗血小板药比每天口服 2 次或 3 次更方便；口服药比输液更方便等。

第二章

中风并非"不速之客"
——中风发病原因

/ 中风容易"盯上"的人群

● 高血压

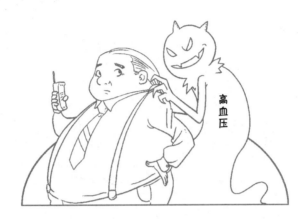

高血压

研究表明，无论是收缩压高还是舒张压高，只要高到一定程度，都可能引发中风。因此，血压很高的人，即使无明显症状，也应坚持服药，控制好血压，千万不可麻痹大意。

● 心脏病

统计发现，有心肌梗死、心律失常、细菌性心肌膜炎以及心脏瓣膜疾病的人，或者做过心脏手术、安装过人工心脏起搏器者，容易出现血栓，引发中风。

● 糖尿病

糖尿病病人容易出现血脂代谢紊乱，加重动脉粥样硬化，而且还容易出现高血压，这些都是引发中风的危险因素。

● 血液黏稠度高的人

有些疾病，如红细胞增多症，病人血液中红细胞数目过多，血液变得黏稠，很容易出现血栓，引发缺血性中风。

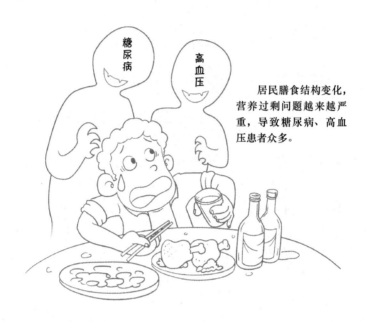

居民膳食结构变化，营养过剩问题越来越严重，导致糖尿病、高血压患者众多。

● 酗酒的人

长期大量饮酒，每天摄入乙醇的量超过 60 g，就有可能发生中风。

● 吸烟的人

吸烟可使血液中的胆固醇与脂蛋白结合并沉积在血管壁上，从而加速动脉粥样硬化进程，容易引发中风。但吸烟对脑血管的影响是暂时的，只要停止吸烟 2 年以上，就可使中风的发生率大大下降。

● 脑血管畸形的人

有些人脑血管有先天性发育畸形或先天性血管壁缺陷，他们可能平时没有症状，但极易患出血性中风。

● 过食咸食的人

吃盐太多可造成脑动脉损伤和狭窄，从而引发中风。

● 习惯性便秘的人

老年人动脉多硬化,大便多燥结。排便用力容易使腹压升高,血压和颅内压也同时升高,这样就易使脆弱的小血管破裂出血发生中风。

● 体内缺镁的人

镁在人体内能延迟血小板凝集,有一定抗凝作用。缺镁时这种作用就会减弱,易形成脑血栓。镁还能降低血液中胆固醇和脂蛋白含量,因而能降低血脂,预防脑动脉硬化。为防止缺镁,科学家们建议成年男性每天摄入镁的量不应少于350mg,女性不应少于300mg。绿叶蔬菜、各种谷物、海味食品,特别是大豆、杏仁,含镁量比较多,应多吃些。

● 用药不当的人

如果高血压病人过量服用降压药,可使血压急剧下降,脑血流量急剧减少,容易发生缺血性中风。某些镇静药,如安定、氯丙嗪等,用量过大也易发生缺血性中风。

2 中风的危险因素分为可干预与不可干预两种

年龄和性别是两个不可干预的危险因素。随着年龄的增长,中风的危险性持续增加,55岁以后每10年中风的危险性增加1倍。世界各国普遍存在性别之间的明显差异,从总体看,中风的发病率男性高于女性,男女之比约为(1.1 ~ 1.5):1。此外,不可干预的危险因素还有种族和家族遗传性。可干预的一些主要危险因素包括高血压、心脏病、糖尿病、吸烟、酗酒、血脂异常、颈动脉狭窄等。

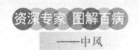

3 高血压是脑血管破裂最危险的因素

高血压是脑出血和脑梗死最重要的危险因素。中风发病率、死亡率的上升与血压升高有着十分密切的关系。这种关系是一种直接的、持续的并且是独立的。近年研究表明，老年人单纯收缩期高血压（收缩压 ≥ 160mmHg，舒张压 <90mmHg）是中风的重要危险因素。

在控制了其他危险因素后，收缩压每升高 10mmHg，中风发病的相对危险增加 49%，舒张压每增加 5mmHg，中风发病的相对危险增加 46%。控制高血压可明显减少中风，同时也有助于预防或减少其他靶器官损害，包括充血性心力衰竭。

尽管近年来我国已开始重视对高血压的防治，特别是在宣传教育方面做了大量的工作，但总体情况尚无显著改善，与发达国家差距仍较大。对血压的自我知晓率、患者的合理服药率、血压控制率等仍处于较低水平。有待于采取更加积极合理的对策，进一步加大健康教育和干预管理力度，使上述指标尽快得到提高。

高血压致残、致死源于严重并发症

脑溢血（80%） ——————— 脑血栓

冠心病

肾功能衰竭

血压水平的定义和分类（WHO/ISH，中国高血压防治指南）

类别	收缩压（mmHg）	舒张压（mmHg）
理想血压	< 120	< 80
正常血压	< 130	85
正常高值	130 ~ 139	85 ~ 89
1 级高血压（"轻度"）	140 ~ 159	90 ~ 99
亚组：临界高血压	140 ~ 149	90 ~ 94
2 级高血压（"中度"）	160 ~ 179	100 ~ 109
3 级高血压（"重度"）	≥ 180	≥ 110
单纯收缩期高血压	≥ 140	< 90
亚组，临界纠缩期高血压	140 ~ 149	< 90

⚡ 病在心脏，危害到脑

　　各种类型的心脏病都与中风密切相关。无论在何种血压水平，有心脏病的人发生中风的危险都要比无心脏病者高 2 倍以上。对缺血性中风而言，高血压性心脏病和冠心病患者其相对危险度均为 2.2，先天性心脏病为 1.7。

　　心房纤颤是中风的一个非常重要的危险因素。非瓣膜病性房颤的患者每年发生中风的危险性为 3% ~ 5%，大约占血栓栓塞

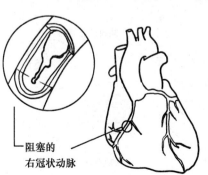

阻塞的
右冠状动脉

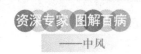

性中风的 50%。应用华法令治疗可使血栓栓塞性中风发生的相对危险减少 68%。

其他类型心脏病包括扩张型心肌病、瓣膜性心脏病（如二尖瓣脱垂、心内膜炎和人工瓣膜）、先天性心脏病（如卵圆孔未闭、房间隔缺损、房间隔动脉瘤）等也对血栓栓塞性中风增加一定的危险。据总体估计，缺血性中风约有 20% 是心源性栓塞。高达 40% 的心源性中风与潜在的心脏栓子来源有关。急性心肌梗死后近期内有 0.8% 的人发生中风，6 年内发生中风者约为 10%。

5 糖尿病是脑血管疾病的重要危险因素

糖尿病是脑血管疾病重要的危险因素。流行病学研究表明在糖尿病高发的欧美国家，糖尿病是缺血性中风的独立危险因素。脑血管疾病的病情轻重和预后与糖尿病患者的血糖水平以及病情控制程度有关，因此，应重视对糖尿病的预防和控制。美国 TIA 防治指南建议：空腹血糖应 < 7mmol/L（126mg/dl），必要时可通过控制饮食、口服降糖药物或使用胰岛素控制高血糖。

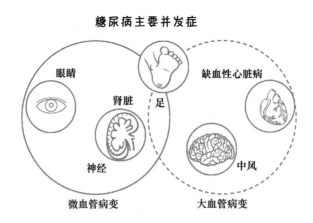

糖尿病主要并发症

眼睛　肾脏　足　缺血性心脏病　神经　中风

微血管病变　　大血管病变

6 中风的最主要病因——动脉粥样硬化血栓形成

是什么原因造成了缺血性中风患者的脑部血管阻塞呢？这里，需要了解一下动脉粥样硬化血栓形成这个基础疾病，以及它是如何导致中风的。随着年龄的增长从中年开始我们的动脉血管内膜就会出现脂质的不断沉积，逐渐造成血管壁增厚，有些部位甚至发展成血管腔的狭窄，呈"帽状改变"。这个血管内脂质沉积的隆起的地方在一些情况下会突然发生破裂，引起血小板等物质在该处凝固形成一种叫"血栓"的血凝块，这个血凝块可能阻塞血管。

血脂异常：大量研究已经证实血清总胆固醇（TC）、低密度脂蛋白（LDL）升高，高密度脂蛋白（HDL）降低与心血管病有密切关系。应用他汀类等降脂药物可降低中风的发病率和死亡率。

目前国内脑血管疾病患者血脂异常的治疗标准多参考冠心病患者血脂控制标准。国际上公认的异常血脂治疗标准强调：①应根据患者有无心脑血管疾病危险因素而制定相应分级诊断及治疗标

罪魁祸首是"无声的杀手"

——高血脂

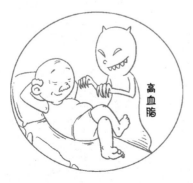

高血脂

高血脂是引起
急性心肌梗死、脑
梗死和冠心病猝死
的根本原因之一。

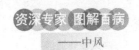

准；②糖尿病患者无论是否有冠心病均应被列入积极治疗的对象；
③降低 LDL-C 为治疗的首要目标，目标值为 < 100mg/dl。

一般导致血栓形成有三个原因：血管壁损伤、血液高凝状态
和血流速度改变。当血管内皮受到损伤时，胆固醇和一些其他物

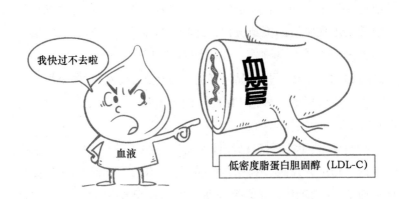

质就像牙齿上沉积的牙斑一样在动脉血管内壁上沉积，导致血管
狭窄。这些"沉积"也称"斑块"。由于斑块沿着动脉血管壁沉积，
使血液越来越难以流过。斑块也有可能会破裂，当血液中称作血
小板的血细胞黏附在一起，修复损坏的斑块时，就形成了血栓。
随着血小板不断堆积，血栓可以变大，直到堵塞动脉血管。血栓
也可能变得不稳定并且脱落，顺着动脉血流，最后到达更小的血
管内。当血栓阻塞
脑部动脉血管时，
会阻碍血流，导致
中风或短暂性脑缺
血发作的发生。

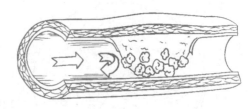

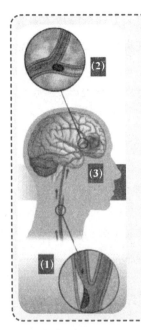

动脉粥样硬化血栓形成导致缺血性中风的原理：

（1）中风也可以这样发生：一小块血栓脱落，然后沿着血流到达脑部。

（2）血栓被卡在某一小动脉的分叉处。

（3）结果是该小动脉供应的局部脑组织由于缺血、缺氧而导致细胞死亡。

7 吸烟等于慢性自杀

经常吸烟是一个公认的缺血性中风的危险因素。其对机体产生的病理生理作用是多方面的，主要影响全身血管和血液系统；加速动脉硬化、升高纤维蛋白原水平、促使血小板聚集、降低高密度脂蛋白水平等。

吸烟者发生缺血性中风的相对危险度约为 2.5 ~ 5.6。

长期被动吸烟也可增加中风的发病危险。有证据显示，约 90% 的不吸烟者可检测到血清可铁宁，考虑是由于暴露于吸烟环境所致。因为人群的高暴露率，即使对单一个体影响很小，但也是一个非常重要的危险因素。

动脉硬化既可以导致中风也可致冠心病，被动吸烟也是造成

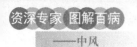
部分中风的原因之一。长期被动吸烟者中风的发病危险比不暴露于吸烟环境者的相对危险增加 1.82 倍，且在男性和女性中都有显著意义。

建议：

（1）劝吸烟者戒烟（动员吸烟者亲属参与劝说，提供有效的戒烟方法）。

（2）动员全社会参与，在社区人群中采用综合性控烟措施对吸烟者进行干预。

（3）促进各地政府部门尽快制定吸烟法规，如在办公室、会议室、飞机、火车等公共场所设立无烟区，仅在指定地点可供吸烟，以减少被动吸烟的危害。

8 酗酒伤身伤脑

长期大量饮酒和急性酒精中毒是导致青年人脑梗死的危险因素。同样在老年人中大量饮酒也是缺血性中风的危险因素。国外有研究认为饮酒和缺血性中风之间呈 "J" 形曲线关系，即与不饮酒者相比，每天喝酒 2 个 "drink"（1 个 "drink" 相当于 11 ~ 14g 酒精含量），每周饮酒 4 天以上时对心脑血管可能有保护作用。也就是说，男性每天喝白酒不超过 50ml（1 两，酒精含量 <30g），啤酒不超过 640ml，葡萄酒不超过 200ml（女性饮酒量需减半）可能会减少心脑血管疾病的发生。而每天饮酒大于 5 个 "drink" 者发生脑梗死的危险性明显增加。酒精可能通过多种机制导致中风增加，包括升高血压、导致高凝状态、心律失常、降低脑血流量等。国内迄今尚无饮酒与中风之间关系的大样本研究报道。

建议：

（1）对不饮酒者不提倡用少量饮酒来预防心脑血管疾病；孕妇更应忌酒。

（2）饮酒者一定要适度，不要酗酒；男性每日饮酒的酒精含量不应超过 20 ~ 30g，女性不应超过 15 ~ 20g。

9 肥胖是健康"贫穷"的表现

肥胖人群易患心脑血管疾病已有不少研究证据。这与肥胖导致高血压、高血脂、高血糖是分不开的。男性腹部肥胖和女性 BMI 增高是中风的一个独立危险因素。

目前世界卫生组织的分类标准以 BMI（kg/m^2）25.0 ~ 29.9 为超重，BMI ≥ 30 为肥胖，此标准是以西方人群的研究数据为依据制定的。由于亚洲人的体重指数明显低于西方人，故一些亚洲国家的专家提出应重新定义，建议在亚洲人群中以 BMI 23.0 ~ 24.9 为超重，≥ 25 为肥胖。

建议：

（1）劝说超重者和肥胖者通过采用健康的生活方式、增加体力活动等措施减轻体重，降低中风发病的危险。

（2）提倡健康的生活方式和良好的饮食习惯。成年人的 BMI（kg/m^2）应控制在 <28 或腰 / 臀围比 <1，体重波动范围在 10% 以内。

10 高同型半胱氨酸血症与中风关系密切

高同型半胱氨酸血症与中风发病有相关关系。高半胱氨酸血

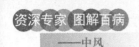

症的血浆浓度随年龄增长而升高，男性高于女性。一般认为（国外标准）空腹血浆半胱氨酸水平在 5 ~ 15 μmol/L 之间属于正常范围，≥ 16 μmol/L 可定为高半胱氨酸血症。美国研究提出高半胱氨酸血症的人群特异危险度：男性 40 ~ 59 岁为 26%，≥ 60 岁为 35%；女性 40 ~ 59 岁为 21%，≥ 60 岁为 37%。

叶酸与维生素 B_6 和维生素 B_{12} 联合应用，可降低血浆半胱氨酸水平，但是否减少中风发生目前还不清楚。所以建议一般人群应以饮食调节为主，对高半胱氨酸血症患者，可考虑应用叶酸和 B 族维生素予以治疗。

11 代谢综合征

"代谢综合征"是一种近期认识并引起广泛重视的综合征，其特征性因素包括腹型肥胖、血脂异常、血压升高、胰岛素抵抗（伴或不伴糖耐量异常）等。胰岛素抵抗是其主要的病理基础，故又被称为胰岛素抵抗综合征。由于该综合征聚集了多种心脑血管疾病的危险因素，并与新近发现的一些危险因素相互关联，因此，对其诊断、评估以及适当的干预有重要的临床价值。

具有下表中所列出的 3 个危险因素者，即可做出代谢综合征的诊断。

代谢综合征的临床确定

危险因素	规定范围
腹型肥胖（腰围），男性	>102cm
女性	>88cm
甘油三酯	≥ 150mg/dl
高密度脂蛋白胆固醇，男性	<40mg/dl

女性	<50mg/dl
血压	≥ 130mmHg ≥ 86mmHg
空腹血糖	>110mg/dl

12 生命在于运动：体育活动可以改善体质

规律的体育锻炼对减少心脑血管疾病大有益处。研究证明，适当的体育活动可以改善心脏功能，增加脑血流量，改善微循环。也可通过降低升高的血压、控制血糖水平和降低体重等控制中风主要危险因素的作用来起到保护性效应。规律的体育活动还可提高血浆 t-PA 的活性和 HDL-C 的水平，并可使血浆纤维蛋白原和血小板活动度降低。

建议：

　　成年人每周至少进行 3 ~ 4 次适度的体育锻炼活动，每次活动的时间不少于 30 分钟（如快走、慢跑、骑自行车或其他有氧代谢运动等）。运动后微微出汗，轻度疲劳。每周 3 ~ 5 次（或隔天一次）运动。需重点强调的是，增加规律、适度的体育运动是健康生活方式的一个重要组成部分，其防病作用是非常明显的。

13 饮食营养不合理导致中风的多种基础疾病

我国居民的饮食习惯与西方人差异较大。近年来由于生活水平的普遍提高，饮食习惯正在发生明显的变化。人们吃动物性食物的比例明显上升，特别是脂肪的摄入量增长较快。脂肪和胆固醇的过多摄入可加速动脉硬化的形成，继而影响心脑血管的正常

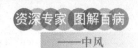

功能，易导致中风。另外，我国居民特别是北方人食盐的摄入量远高于西方人。食盐量过多可使血压升高并促进动脉硬化形成。

> 建议：
>
> 提倡每日的饮食种类多样化，使能量的摄入和需要达到平衡，各种营养素摄入趋于合理，并应限制食盐摄入量（＜6g/d）。

14　口服避孕药难以避免的副作用

对 35 岁以上的吸烟女性同时伴有高血压、糖尿病、偏头痛或以前有血栓病事件者，如果应用口服避孕药可能会增加中风的危险。故建议在伴有上述心脑血管疾病危险因素的女性中，应尽量避免长期应用口服避孕药。

15　中风的诱发因素

一些诱发因素的出现促使中风突然发生。常见的诱发因素有：

（1）情绪不佳（生气、激动）；

（2）饮食不节（暴饮暴食、饮酒不当）；

（3）过度劳累、用力过猛、超量运动、突然坐起或起床等体位改变；

（4）气候突然变化、妊娠、大便干结、看电视过久、用脑不当等；

（5）服药不当，如降压药使用不当。

时间就是生命
——中风的早期鉴别与诊断

第三章

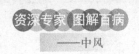

中风的 13 个预警信号

下面是 13 种中风先兆，预示着中风的发生，要格外的注意：

● 肢体麻木

手指麻木的异常感觉，在许多疾病中都可出现，如颈椎病、糖尿病。虽然手指麻木不一定会中风，但对于年龄在 40 岁以上的中年人来说，如果经常伴有头痛、眩晕、头重脚轻、舌头发胀等症状，且有高血压、高血脂、糖尿病或脑动脉硬化等疾病史时，应多加以注意，警惕中风发生。肢体麻木这种异常感觉，在许多疾病中都可能出现，诸如末梢神经病变、糖尿病、颈椎病等。但肢体麻木还预示灾难性的中风正向你逼近。高血压病人由于血管收缩，全身小动脉痉挛，动脉管腔变窄，肢体血液循环障碍，可出现手足发麻症状。患脑动脉硬化的老年人由于大脑组织，特别是大脑皮层缺血，脑部的感觉和运动中枢功能性障碍，导致相应部位的肢体麻木。其多为一侧上肢或下肢，或半身不遂。麻木感已将中风的警报拉响。因此，中老年人当发现肢体麻木时，切不

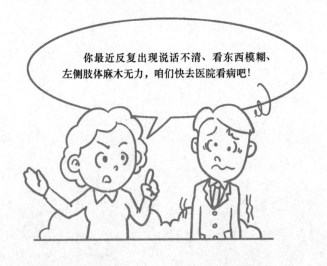

可"泰然处之",可作为血液流变学测定和脑血流图检查,了解血液瘀滞的动态变化和脑血管供血状况,及时采取有效措施,避免或减少中风的发生。

● 鼻出血

有高血压病史和动脉硬化症的中老年人,鼻出血乃是即将发生中风的警报。在发生鼻出血后的 1 ~ 6 个月,约有 50% 的人会发生中风。专家们认为,中老年人体内大小血管均发生不同程度的硬化,血管壁纤维组织增生,血管弹性减退,脆性增加,鼻腔的血管丰富而又浅在,血管周围的黏膜下组织很少,加上血管硬化后脆性增加,血管回缩力和收缩性均差,当血压突然升高时,硬化、脆弱的血管壁因耐受不了压力而致破裂出血。鼻血管的这种变化,也恰恰反映了脑血管有类似的脆弱,只是暂时还未发病。当高血压、脑动脉硬化病人有鼻子出血时,应及时适当使用降压药和血管软化药,切不可贻误"战机",疏忽麻痹,一旦脑溢血突发,则追悔莫及。

● 舌痛

有的人当血脂升高,特别是血液黏稠度明显高于正常值时,会感觉舌根疼痛,这也是脑血栓即将发病的一个信号。当血液变黏以后,血流速度减慢,即可使舌黏膜供血障碍,静脉淤血,产生丙酮和多肽类代谢产物,刺激舌神经而引起头痛,又可能促使脑血管中的血液凝结而形成血栓。

● 眩晕

有的患有高血压、脑动脉硬化的中老年人,突然眩晕,单眼突然看不见东西或肢体动作失灵等,症状持续可几分钟、十几分钟至数小时后不经治疗又可自然缓解,常反复发作,一天数次或数天发作一次不等,这在医学上称为短暂性脑缺血发作,俗称"小中风"。其根本原因是因为脑动脉硬化,大脑突然供应不足或缺血，或颅内外血管出现微栓塞引起。美国心脑联合会的医学家指出，有短暂性脑缺血病史者，前 1 个月将有 5% 的病人发生中风，2 年内将有 40%，5 年内将有 55% 发生中风。

● 单眼突然发黑

一只眼睛突然发黑，看不见东西，几秒钟或几十秒钟后便完全恢复正常，医学上称单眼一次性黑矇，是因为脑缺血引起视网膜缺血所致，是中风的又一信号。

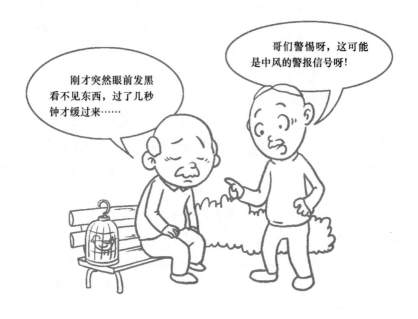

● 突然视力模糊

有的老年人突然发生视力下降或异视，可以被看作中风的又一个警报。原有高血压、动脉硬化的老人，由于血管硬脆，位于眼睛玻璃体附近的小血管，常易破裂出血。经常出血可使周围组织增生及出现侧支循环，因而产生新生血管，致使视网膜剥离，引起急性视力下降，与此同时常有"红视"和"黑视"现象。老年人由于动脉粥样硬化，动脉内壁上的粥样斑块脱落，导致视网膜中央动脉的栓塞，使供应视网膜营养的血液循环受阻，以致产生组织坏死，视细胞失去视觉功能。动脉硬化后，血管内径变小，血流受阻，视乳头供应相对减少，久而久之视乳头因缺血而变性，病人视力骤然模糊。因此，老年人突然视物模糊，切莫等闲视之。

● 哈欠不断

打呵欠是人的一种正常生理现象，但一些老年人，特别是患有高血压、脑动脉硬化、血液黏稠度高的老年人，当出现频频呵欠时，是一种不祥之兆、提示"中风"即将来临。大量的临床观察及回顾性调查资料证明，约有70%以上的中风患者，在发病前的5～10天内均有频繁打呵欠的现象。这种现象是大脑严重缺氧而向我们发出的呼救信号。

这是因为血管硬化后，造成血管壁弹性减低，血管管腔相对变狭窄，致使单位时间内血流减少，这样脑组织就会经常处于缺氧状态。机体为了改变这种状态，有两种自身调节途径：一是通过大脑的反馈机制，刺激呼吸中枢，调节呼吸速度和深度来纠正缺氧状态；二是通过打呵欠张口深吸气，使脑内压下降，静脉回心血量增加，从而使心血输出量也相应增加，迫使血液迅速到达脑组织，以改善脑缺氧状态。因此，老年人特别是患有高血压、脑动脉硬化的老年人，当出现呵欠连绵不断时，要警惕中风发生，应尽早由家属陪同去医院检查。

● 呛咳

据临床观察，少数中风患者早期可能出现喝水或进食时偶尔呛咳，这是因为脑缺血引起吞咽神经核受损，导致咽部感觉丧失，

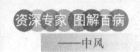

使食物或水误入气管所致。研究表明，这种麻痹很可能是中风的先兆，若及早给与脑血管扩张药及溶栓药，不仅有利于治疗吞咽麻痹，还可能预防中风猝发。

● 说话吐字不清

脑供血不足使掌管人体运动功能的神经失灵，常见症状之一是突然说话不灵或吐字不清，甚至不会说话，但持续时间短，最长不超过 24 小时，应引起重视。

● 原因不明跌跤

由于脑血管硬化，引起脑缺血，运动神经失灵，而容易发生跌跤，也是一种中风先兆症状，应及时请医生诊治。

● 困倦瞌睡

中老年人一旦出现倦意绵绵、昏昏欲睡，多是脑动脉硬化、大脑缺血所致，很可能是缺血性中风的预兆，一定要高度重视。医学专家的研究资料显示，大约有 75.2% 的人在中风前有轻重不等的瞌睡症状，这些瞌睡者后来大多在半年内发生了中风。

● 精神状态发生变化

性格一反常态，如变得沉默寡言，或多语急躁，或出现短暂智力衰退，均与脑缺血有关，可能是中风先兆。

● 记忆力减退

有的老年人对近事很容易遗忘，对人的名字或事物的名称最容易忘记，甚至一时想不起同事或朋友的名字，一下子找不到自己所放的常用物品。记忆力减退是脑动脉硬化具有特征性的一种症状。由于动脉内膜增厚，管腔狭窄，粗细不均造成脑血流不畅，脑组织和脑细胞处于慢性缺血缺氧状态，因而记忆力明显减退。记忆力减退与脑血管供应障碍有关，很可能是缺血性中风（如脑梗死）的预兆，应及时找医生检查，以明确诊断，及时治疗。

2 中风常见的症状

无论是出血性还是缺血性中风，起病突然，对安静或活动时突然发生的下列症状，必须高度警惕，常见的症状如下。

（1）全脑受损害症状 头痛、恶心、呕吐，严重者有不同程度的神志不清，如迷糊或昏迷不醒。

（2）局部脑损害症状 脑的某一部位出血或梗死后，出现的症状复杂多样，但常见的主要有：

◆ 偏瘫，即一侧肢体没有力气，有时表现为没有先兆的突然跌倒。

◆ 偏身感觉障碍，即一侧面部或肢体突然麻木，感觉不舒服。

◆ 偏盲，即双眼的同一侧看不见东西。

◆ 失语，即说不出话，或听不懂别人及自己说的话，不理解也写不出以前会读、会写的字句。

◆ 眩晕伴恶心、呕吐，眩晕即看东西天旋地转或觉自身旋转。

◆ 复视，即看东西成双影。

◆ 发音、吞咽困难，说话舌头发笨，饮水呛咳。

◆ 共济失调，即走路不稳，左右摇晃不定，动作不协调。

这些症状有时单独出现一个，有时同时出现多个。"时间就是大脑"，一旦突然出现上述症状，必须立即拨打急救电话"120"，紧急送到有条件的医院救治。千万不要先找家人商量，或者以为过一会儿就没事了而不理会，而延误治疗。

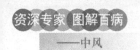

中风的 5 个 "S"（5 个 sudden，即 5 个 "突然"）：
◆ 突然面瘫、上下肢无力，尤其在一侧。
◆ 突然语言、意识或理解障碍。
◆ 突然头晕平衡障碍、行走困难。
◆ 突然单眼或双眼失明。
◆ 突然未曾经历过的剧烈头痛。

处理的原则，可以记住 5 个 "R"：
◆ recognise：迅速识别中风。
◆ react：立即打急救电话。
◆ response：送病人到有资质的医院。
◆ reveal：迅速而正确地诊断。
◆ rehabilitation：康复治疗。

　　在联合王国（英国），院前急救护理专业人员通常要迅速识别中风。如果怀疑中风，他们通常使用"脸臂说"测试（FAST测试），以评估中风的可能性：
　　（1）脸　看看脸部是否有任何下垂或肌肉张力丧失。
　　（2）臂　要求病人闭眼，伸直手臂 30 秒，如果病人患中风，您可能会看到一只手臂缓慢下移。
　　（3）说　听病人讲话是否含糊，看他们能否回答简单的问题（您贵姓？您在哪里？今天星期几？）。

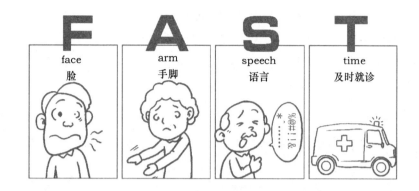

3　中风诊断的三个方面

正确的诊断是合理治疗的前提。要做好脑血管诊断，除应详细了解病史和认真进行体格检查外，还应做必要的辅助检查，并进行科学的分析。脑血管疾病诊断包括以下几个方面：

● 定位诊断

根据患者的症状和体征，分析病变的部位，是弥漫性的，还是局限性的？是中枢性的，或是周围性的？然后再指出病变的具体部位。大脑半球、小脑、脑干不同部位的病变，表现不同。大脑半球的病变，表现对侧面瘫、舌瘫、肢体偏瘫与偏盲；小脑病变主要表现为剧烈眩晕，站立不稳，眼球震颤等；脑干病变临床表现较复杂，主要为交叉性瘫痪，病灶同侧嘴歪、舌斜，对侧肢体偏瘫，感觉减退。CT 检查可明确病变具体部位。

● 定性诊断

根据发病的经过、病情特点和病变部位，分析疾病的性质，是出血性或是缺血性脑血管疾病。两者治疗方法不同，必须辨别清楚。

● 病因诊断

从发病的全过程，结合定位和定性，找出疾病的具体原因。脑

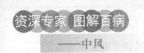

血管疾病主要由高血压、脑动脉硬化引起。但近年来研究发现，血液中某些成分的改变和高凝状态，常导致脑梗死。脑动脉瘤、脑血管畸形、动脉炎等导致脑出血的也不少，这些都必须搞清楚。

4 血栓性中风

血栓性中风，血栓（血块）在动脉粥样硬化斑块附近形成。由于阻塞动脉是渐进的，血栓性中风发病症状比较慢。即使非阻断血栓本身，如果血栓停止移动（所谓的"栓"），可导致栓塞中风。血栓性中风，视血栓形成血管的类型，可分为两类。

★大血管疾病

可能在大血管形成的血栓病包括（按发病率从低到高）：动脉粥样硬化，血管收缩（动脉收紧），主动脉、颈动脉或椎动脉剥离，各种血管壁炎症性疾病（多发性大动脉炎、巨细胞动脉炎、血管炎），狼疮性血管病，烟雾病和纤维发育不良。

★小血管疾病，涉及规模较小的动脉内脑

在小血管可能形成的血栓疾病包括（按发病率从低到高）：脂透明膜病（由于血压高和老龄，脂肪在血管积聚）和类纤维蛋白豆状核变性（涉及这些血管被称为腔隙性梗死）和微细血管硬化（小动脉粥样硬化）。

镰状细胞性贫血，可引起血细胞积聚和阻塞血管，也能导致中风。中风是20岁以下镰状细胞性贫血患者的第二杀手。

5 栓塞性中风

栓塞性中风是指来自动脉其他地方的栓塞、颗粒或碎片。栓塞是最常见的，但它也可以是其他物质，包括脂肪（如骨折导致骨髓外溢）、空气、癌细胞或细菌群（通常是由感染性心内膜炎）。

因为栓塞源自其他地方，局部治疗只暂时解决问题。因此，必须查明栓塞来源。因为栓塞是突然发病，症状通常是开始时最严重。此外，栓塞可能被吸收，随血流流动到其他地方或完全消失，栓塞症状可能是暂时性的。

栓塞最常源于心脏（尤其是心房颤动），但也可能来自动脉的其他地方。反常（paradoxical）栓塞指心房或心室中隔缺损，形成深静脉血栓从而影响大脑。

系统性供血不足使身体所有部分血流量减少。常由于心脏泵血功能衰竭、心脏骤停或心律失常，或由于心肌梗死、肺栓塞、心包积液，或出血导致血液从心脏输出减少。低氧血症（血中氧含量低）可能促成该供血不足。

因为全身供血减少，大脑的各部分（尤其是"分水岭"地区——主脑动脉供血的周边地区）都会受到影响。这些地区的血流不一定停止而是减少，以致脑损伤。这种现象也称为"最后草甸"，用以形容在灌溉的最后草甸收到最少水量。

脑静脉窦血栓致中风是由于静脉压力超过动脉压力。失血性转变（漏出血液流到受损脑组织）比其他类型的缺血性中风更有梗死可能。

6　出血性中风

颅内出血是颅骨内任何地方的血液积累。通常将颅内出血分为内出血（脑内出血）和外出血（头骨内、大脑外）。内出血是由于颅内脑实质性出血或脑室内出血。外出血又分为硬膜外血肿（硬脑膜和颅骨间出血），硬膜下血肿和蛛网膜下隙出血（蛛网膜和软脊膜之间）。大部分的出血性中风都有其特殊的症状（如头痛、前头部外伤）。

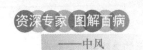

脑出血（ICH）是出血直接进入脑组织，形成一个逐渐扩大的血肿。ICH 常发生在小动脉，常见病因是高血压、外伤、出血疾病、淀粉样血管病、非法使用毒品（如安非他明或可卡因）和血管畸形。血肿不断扩大直到周围组织限制它的扩大，或出血进入脑室系统、脑脊液，或软脑膜而解压。1/3 的颅内出血发生于大脑的右室。脑出血 30 天之后死亡率是 44%，高于缺血性中风，甚至高于非常致命的蛛网膜下隙出血。

7 细数中风患者的常规检查

中风以后医生除了为病人检查身体外，还需要做一些其他的检查。但具体作哪些项目，应当根据病人的病情和经济状况进行选择，以下是临床常用的一些检查项目。

★脑 CT 扫描

脑 CT 对出血性中风诊断率为 100%，对缺血性中风的诊断率在 85% 以上。但需要注意的是缺血性中风在发病 24 小时以后才能显示清楚。所以如果不是十分必要，最好等中风发病 24 小时后再查 CT。

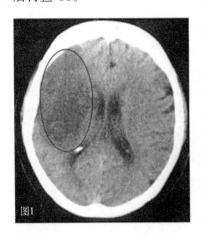 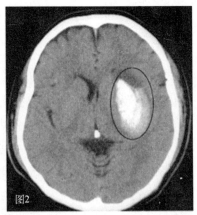

图1 图2

★血糖、尿糖测定

中风病人的治疗和预后，与其有无糖尿病关系很大。中风急性期空腹血糖超过 11.12mmol/L，即提示其下丘脑损害严重，死亡率较高。所以，即使以前没有糖尿病病史，也应监测血糖和尿糖。血糖、尿糖的高低是医生确定治疗方案的重要依据。这是因为中风以后可以出现一过性的血糖升高，况且有的病人对自己过去有无糖尿病并不清楚。

★血液流变学检查

血液流变学是专门研究血液及其组成成分变形规律的科学。血液流变学特征的改变与中风的发生、预后都有密切关系。大部分脑梗死患者的全血黏度、血浆黏度、血细胞比容、纤维蛋白原和血小板聚集率都有不同程度的升高。用通俗的话讲，就是血液太黏稠了，脑循环就受到影响，不利于中风的恢复。因此中风病人定期检查血液流变学指标是必要的。

★白细胞总数及分类

白细胞总数与中风的预后有密切关系。根据临床观察，白细胞总数在 $10 \times 10^9/L$ 以下者预后较好，而在 $20 \times 10^9/L$ 以上者死亡率高。白细胞计数还有助于中风的诊断。一般来讲，出血性中风急性期白细胞常增高，而缺血性中风的白细胞及分类大多在正常范围内。

★嗜酸细胞计数

随着病情的不同，嗜酸细胞数目也不同。病情越重，嗜酸细胞越少；病情好转，嗜酸细胞数目则逐渐恢复。如果嗜酸细胞逐渐减少且经过 1 ~ 2 周仍不恢复，往往预后不良。

★磁共振（MRI）

与 CT 相比，MRI 无 X 线的辐射效应，因此对人体没有明显损害，且图像层次清楚，分辨率高。其缺点，一是价格昂贵，相应

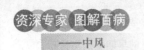

的检查费用也高；二是安装心脏起搏器的病人不宜使用；三是成像时间长，危重病人很难接受长达40分钟的头部扫描。鉴于以上原因，我们认为，MRI对于急性中风病人并非首选的检查项目。

★腰穿脑脊液检查

腰穿检查脑脊液对于明确中风的性质具有重要的意义。但随着更先进的检查手段如CT、MRI等的应用，脑脊液检查就不再成为中风的必要诊断手段了。

★血脂

与中风有关的血脂主要是甘油三酯、胆固醇、β-脂蛋白等。虽然还不能断定血脂与中风的发病有直接的关系，但高脂血症是动脉硬化的诱发因素之一，故应常规进行检查。

★脑超声波

脑超声波（A超）的最大价值是观察中线有无移位。如在发病第一天就有中线移位，常提示有颅内血肿，说明是出血性中风；两天后出现的中线波移位则提示是由于脑梗死伴发脑水肿造成，这种移位如长期不恢复，说明有脑软化灶成脑水肿存在，多预后不良。脑超声波检查简单、安全、比较实用。

★脑血流图

脑血流图简称REG。对判断脑动脉硬化及脑血管疾病的性质有一定的参考价值。

★脑电图

脑电图的动态改变对中风预后的判断有指导意义。如果脑电图变化呈进行性加重，常提示预后不良，反之则预后较好。

★数字减影血管造影（DSA）

对缺血性血管病、动脉瘤、动-静脉畸形、烟雾病的诊断有重要意义。虽然是一种有创性检查，但在直观显示血管结构的同时，还可以进行介入性治疗，估计以后随着医学的发展，DSA会更加普及。

★ **其他辅助检查**

除上述检查外，皮层诱发电位、脑血流量测定、多普勒超声、脑地形图、各种微量元素的水平、激素的水平（如 T_3、T_4）等，对诊断中风也有不同程度的参考价值。而患中风的老年人还应检查心脏、肾脏的功能等。

8 担心将来易患中风，应做什么检查

门诊常常会遇到患者说，"大夫，我担心会脑梗死，给我照张头颅CT吧"。待得知头颅CT正常就觉得万事大吉，照样该吃吃，该抽抽。或者头颅CT报告腔梗就紧张异常，其实这两种态度都不对。头颅CT正常只能说明你现在还没有得中风，却不能告诉你将来是否易患中风以及如何预防。很多病人颈动脉干或者脑底动脉环已经出现严重的动脉粥样硬化和管腔狭窄，头颅CT却完全正常，甚至头颅MRI都可以完全正常，所以，不能因头颅CT或头颅MRI正常就高枕无忧。而头颅CT上有个腔梗，即"腔隙性梗死"，腔隙的意思是微小，说明脑的微小动脉有病变，需要引起注意，但不必过于焦虑。

最不能忽视的检查应该是脑动脉超声，包括颈动脉超声和TCD，这两项检查都具有无创伤性且相对价廉的特点，能判断颈动脉干和脑底动脉环是否光滑和通畅，粥样硬化斑块形成或管腔不通都是易患中风的信号。超声查出问题了，再行必要的进一步检查，然后采取更积极的药物甚至手术干预才能真正达到预防中风的目的。

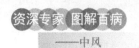

9 常见脑动脉病变检查方法简介

★颈动脉超声

可以直观地看到血管的管壁以及管腔的血流情况，所以不仅能够观察到颈部动脉干是否存在粥样硬化斑块也能判断管腔是否有狭窄、管腔内血流是否通畅，而且还能知道斑块是否稳定，也即斑块是否容易碎裂脱落。

★经颅多普勒超声

经颅多普勒超声（TCD）也称其为脑超，但TCD不是"超"脑组织，而是"超"脑动脉。通过数个不同的探测窗，TCD能探测到脑底动脉环的各向血流，并以多普勒频谱的方式显示。分析所探测到脑动脉内血流的速度、频谱形态和声音等的变化，得到脑底各条动脉是否有狭窄或闭塞的检查结果。因为TCD看不到脑动脉的管径有多粗，所以TCD探测到的血流速度不能代表血流量，也就是说TCD不能诊断脑供血不足。下图所示为TCD的操作图和脑动脉狭窄时TCD血流速度增快的频谱。

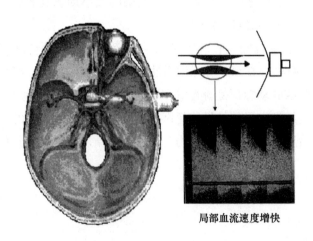

局部血流速度增快

★头和颈动脉磁共振血管成像

头和颈动脉磁共振血管成像（MRA）也是磁共振的一种，但显示的不是组织而是动脉，能直观并多角度地观察颈部或脑动脉所发生的狭窄或闭塞病变。

★头和颈部 CT 血管成像

头和颈部 CT 血管成像（CTA）也是 CT 的一种，与普通 CT 的区别有 2 点；第一是需要注射增强剂，第二 CTA 显示的不是组织而是动脉。与 MRA 相似，能直观多角度观察颈部或脑动脉所发生的狭窄或闭塞改变。

★脑动脉造影

脑动脉造影（DSA）是观察脑动脉病变最精确的方法，需要从股动脉（大腿根）插入一根很细的导管，进入到颈部动脉，注入造影剂，在 X 线透视下能把颈和脑部的每一条血管都显示得清清楚楚，使动脉看起来像一棵树一样，因此，无论树干还是树枝发生病变，DSA 都能够发现。下图所示为右侧大脑中动脉闭塞和再通的 DSA 片。

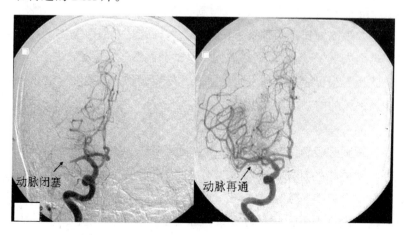

动脉闭塞　　　　　　　　动脉再通

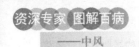

.... **脑血管疾病也有"天气预报"** ....

脑血管疾病患者有长期患病、突然发病的特点，其过程缓慢隐蔽，常在 10～15 年以上。这么长的病程，不疼不痒，看不见摸不着，一旦发病，血管病变往往已达到很严重的程度，治疗非常困难。其实，危险的脑血管疾病并不是防不胜防的，通过脑血管超声检查（简称 TCD）是可以进行"天气预报"的。

10 阻塞性睡眠呼吸暂停综合征（OSAS）——倒头就睡或是中风提示

很多人都有失眠的困扰，大家都很羡慕那些"倒头就睡"、"一觉到天亮"的人，而拥有这些"睡觉本事"的人也常常被大家觉得这是身体健康的表现。但事实真的是这样吗？专家表示，人从上床准备入睡至脑波显示进入睡眠状态，一般需时 15～30 分钟，时间太短或太长其实都是不正常的，太长就是人们熟悉的"入睡困难型失眠"；但太短则常被人们忽略和误解。实际情况是，"倒头就睡"很可能是身体发出的警讯，是疾病到来的前兆，这很可能是中风的前兆，需要注意。

● 倒头就睡会祸害神经系统

睡眠呼吸暂停是怎样"祸害"神经系统的呢？临床上定义的呼吸暂停指的是两次呼吸至少有 10 秒的间隔，这其间人体会出现血氧饱和度下降等现象。

一般情况下，睡眠呼吸暂停综合征可以分为三种：中枢型、阻塞型和复杂型。中枢型指的是大脑不再向控制呼吸的气管肌肉发出相应信号，引起呼吸暂停；阻塞型是因为气管肌肉发生物理性松弛，使气管变窄，暂时阻断通路；混合型则是前两种的混合。三种类型的标志性表象都是"鼾声如雷"。

在三种睡眠呼吸暂停类型中，最为民众所熟悉、发病率也最高的是阻塞型，共占总病例的84%，中枢型和复杂型分别只占0.4%和15%。

● 一晚呼吸中断数百次

对阻塞性睡眠呼吸暂停综合征（OSAS）的病人而言，脑部会感应到身体缺氧，于是命令身体用力呼吸，因而造成短暂的苏醒。一旦醒来，咽喉部恢复紧张，呼吸道打通，呼吸就恢复了正常，病人又可以入睡。但睡着后，咽喉部又开始松弛塌缩，呼吸用力的程度也跟着增加，睡眠再次被打断了。这种恶性循环每晚会打断睡眠数百次以上，致使患者无法有深度睡眠，所以人们白天出现了嗜睡的症状，以致影响工作，甚至有引发车祸等的危险。但大部分的呼吸中断及苏醒的时间都很短，病患自己都不记得了。

倒头就睡除了影响人们的工作和生活，OSAS更可怕的地方在于它会诱发中风、高血压、心脏衰竭、心肌梗死。

● 好习惯可缓解病症

虽然患者都迫切希望摆脱这种病症的困扰，但切忌乱投医。很多小广告都声称有特效药或是先进仪器能治愈OSAS，这其实犯了常识性错误。OSAS是一种与生活习惯息息相关的慢性病，可以控制但很难根除。美国睡眠医学会提供了以下几种一般性治疗方案：维持理想体重；睡前避免喝酒，酒精会抑制呼吸，使睡着后呼吸暂停的情形更频繁严重；避免服用安眠药，它会抑制呼吸，降低喉部肌肉的反射，加重病情；采用侧睡姿势，因为一些人只有在平躺时才会有呼吸暂停，但这种方法只对部分患者有效；用一些减轻鼻塞症状的药物，这些药物可以用来扩张鼻子通道，

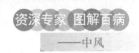

减少打鼾，但只改善鼻部气流的流通性，无法解决严重的打鼾或明显的睡眠呼吸暂停。

11 中风复发早知道——如何评估中风复发风险

如果您患过中风或 TIA，复发中风的风险就很大，那么要怎样评估到底有多大的风险，是否需要特别的治疗呢？

ESSEN 评分就是用来评估中风复发风险的专业方法，这个表的最高分为 9 分，从 0 分到 9 分，得分越高发生中风的风险越大。

如果评分达到 3 分，就是中风复发高危患者，这时应该采取积极的二级预防预防治疗策略：除有效控制好血压、血脂和血糖水平外，抗血小板治疗是至关重要的，应该用抗血小板作用更强的药物进行治疗。

ESSEN 中风风险评分	
危险因素	分值
<65 岁	0
65~75 岁	1
>75 岁	2
高血压	1
糖尿病	1
有过心肌梗死	1
其他心血管疾病（除外房颤和 MI）	1
外周动脉疾病（PAD）	1
吸烟者	1
有过缺血性中风 /TIA	1
最高分值	9

"小中风"引起"大事件"
——短暂性脑缺血发作（TIA）的诊断与治疗 | 第四章

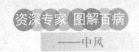

1 "小中风"是"大中风"的黄牌警告

据朝鲜方面报道，最高领导人金正日于 2008 年时曾患上中风，当地时间 2011 年 12 月 17 日上午，因出现急性心肌梗死并发心源性休克症状去世。很多人都知道，中风是人类健康的"头号杀手"，不仅发病率高，致死率和致残率也相当高。或许很多人都不知道，有些严重中风（特别是缺血性中风）在发生之前是有预兆的，它们常常会以其特有的方式给患者一次或数次"警告"，相当于足球比赛中，裁判向犯规的运动员亮出的"黄牌"。

"小中风"就是这样一张具有中风预警作用的"黄牌"。作为中风的"前奏"，"小中风"的发生是在提醒患者，必须立即采取干预措施，以免遭遇"红牌罚下"的结局。

"小中风"的医学名称是短暂性脑缺血发作（英文简称，TIA），是由颅内血管病变引起的一过性或短暂性、局灶性脑或视网膜功能障碍。

TIA 的发病原因主要有：

（1）微栓子学说；

（2）在颅内动脉有严重狭窄的情况下，血压的波动可使原来靠侧支循环维持的脑区发生一过性缺血；

（3）血液黏度增高等血液成分改变，如纤维蛋白原含量增高也与 TIA 的发病有关；

（4）无名动脉或锁骨下动脉狭窄或闭塞所致的椎动脉－锁骨下动脉盗血也可引发 TIA。

——短暂性脑缺血发作（TIA）的诊断与治疗

TIA 是由动脉粥样硬化、动脉狭窄、心脏疾患、血液成分异常和血流动力学变化等多因素致成的临床综合征。

TIA 患者发生中风的概率明显高于一般人群。一次 TIA 后 1 个月内发生中风者约为 4% ~ 8%，1 年内约 12% ~ 13%，5 年内则达 24% ~ 29%。TIA 患者发生中风在第一年内较一般人群高 13 ~ 16 倍，5 年内也达 7 倍之多。

不同病因的 TIA 患者预后不同。表现为大脑半球症状的 TIA 和伴有颈动脉狭窄的患者有 70% 的人预后不佳，2 年内发生中风的概率是 40%。椎基底动脉系统 TIA 发生脑梗死的比例较少。相比较而言，孤立的单眼视觉症状的患者预后较好；年轻的 TIA 患者发生中风的危险较低。在评价 TIA 患者时，应尽快确定病因以判定预后和决定治疗方案。

2 "小中风"的特点：病情轻，易忽视

● 年龄、性别：好发于老年人，男性多于女性。

● TIA 的临床特征：

（1）发病突然；

（2）局灶性脑或视网膜功能障碍的症状；

（3）持续时间短暂，一般 10 ~ 15 分钟，多在 1 小时内，最长不超过 24 小时；

（4）恢复完全，不遗留神经功能缺损体征；

（5）多有反复发作的病史。

● TIA 的症状：是多种多样的，取决于受累血管的分布。

（1）颈内动脉系统的 TIA：多表现为单眼（同侧）或大脑

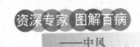

半球症状。视觉症状表现为一过性黑矇、雾视、视野中有黑点、或有时眼前有阴影摇晃光线减少。大脑半球症状多为一侧面部或肢体的无力或麻木，可以出现言语困难（失语）和认知及行为功能的改变。

（2）椎基底动脉系统的 TIA：通常表现为眩晕、头晕、构音障碍、跌到发作、共济失调、异常的眼球运动、复视、交叉性运动或感觉障碍、偏盲或双侧视力丧失。注意临床孤立的眩晕、头晕或恶心很少是由 TIA 引起。椎基底动脉缺血的患者可能有短暂的眩晕发作，但需同时伴有其他神经系统症状或体征，较少出现晕厥、头痛、尿便失禁、嗜睡、记忆缺失或癫痫等症状。

特别提醒："小中风"的症状轻微、发作时间不长、大多能自行缓解，很容易被患者忽视。许多患者在走路、吃饭或打麻将时，突发半边肢体麻木、活动不灵便，或出现头晕、站立不稳等，经过一段时间的休息后，不适症状完全消失，便误以为是太累了的缘故，没有引起重视，更不知道这就是中风，自然也无法获得及时、有效的诊断和治疗。

3 "小中风"的本质：小症状，大问题

无论是"小中风"，还是严重的中风，其病因、危险因素和病理改变都是一致的。也就是说，"小中风"患者尽管症状轻、发作持续时间短，但其脑血管的损害状况并不见得比"大中风"患者要轻。更为关键的是，"小中风"的复发率很高。也就是说，

"小中风"容易"一发再发"，而一旦再次发作，就可能不是"小中风"，而是高致死率、高致残率的"大中风"了。"大中风"一旦发生，除少数脑梗死患者在起病 4.5 小时内可以接受溶栓治疗外，其他任何治疗都只能起到一定的对症、支持作用，疗效非常有限。

特别提醒：与毫无预兆就发生严重中风的病人相比，"小中风"患者是幸运的，因为他们获得了一次"亡羊补牢"的机会。临床上，不少老年人在出现疑似"小中风"症状时，常因为"不想给家里人添麻烦"、"晚上去医院不方便"，或者自认为"睡一觉就会好"，而没有及时去医院就诊，白白错过了最佳治疗时机，把"小中风"拖成了半边肢体完全瘫痪的"大中风"。在此提醒广大中老年人，特别是患有高血压、糖尿病、高脂血症以及抽烟、饮酒者，一旦出现突发半边肢体麻木、无力，一眼失明或复视，口齿不清，走路不稳，头晕，一过性意识丧失等症状，一定要立即去医院就诊。

4 "小中风"的诊断：以症状为主，影像学检查为辅

为尽快获得正确的诊断和治疗，疑似"小中风"患者应选择去设有神经内科的医院就诊。通常，医生会根据患者的临床表现、体征和影像学检查，作出诊断。

辅助检查的目的在于确定或排除可能需要特殊治疗的 TIA 的病因，并寻找可改善的危险因素以及判断预后。

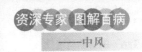

● 头颅 CT 和 MRI

头颅 CT 有助于排除与 TIA 类似表现的颅内病变。头颅 MRI 的阳性率更高，但是临床并不主张常规应用 MRI 进行筛查。

● 超声检查

（1）颈动脉超声检查　应作为 TIA 患者的一个基本检查手段，常可显示动脉硬化斑块。但其对轻中度动脉狭窄的临床价值较低，也无法辨别严重的狭窄和完全颈动脉阻塞。

（2）经颅彩色多普勒超声　是发现颅内大血管狭窄的有力手段。能发现严重的颅内血管狭窄、判断侧支循环情况、进行栓子监测、在血管造影前评估脑血液循环的状况。

（3）经食管超声心动图（TEE）　与传统的经胸骨心脏超声相比，提高了心房、心房壁、房间隔和升主动脉的可视性，可发现房间隔的异常（房间隔的动脉瘤、未闭的卵圆孔、房间隔缺损），心房附壁血栓、二尖瓣赘生物以及主动脉弓动脉粥样硬化等多种心源性栓子来源。

● 脑血管造影

（1）选择性动脉导管脑血管造影（数字减影血管造影，DSA）是评估颅内外动脉血管病变最准确的诊断手段（金标准）。但脑血管造影价格较昂贵，且有一定的风险，其严重并发症的发生率约为 0.5% ~ 1.0%。

（2）CTA（计算机成像血管造影）和 MRA（磁共振显像血管造影）是无创性血管成像新技术，但是不如 DSA 提供的血管情况详尽，且可导致对动脉狭窄程度的判断过度。

● 其他检查

对小于 50 岁的人群或未发现明确原因的 TIA 患者、或是少见部位出现静脉血栓、有家族性血栓史的 TIA 患者应做血栓前状态的特殊检查。如发现血红蛋白、血细胞比容、血小板计数、凝血酶原时间或部分凝血酶原时间等常规检查异常，需进一步检查其他的血凝指标。

临床上没有 TIA 的常规、标准化评估顺序和固定的辅助诊断检查项目，常需因人而异，如一位老年有高血压的男性患者，有多次的单眼黑矇发作，应尽快检查颈动脉；而若是个年轻女性患者，有自发性流产史、静脉血栓史，多灶性的 TIA 就应该检查抗磷脂抗体等。

5 别给自己随便扣上"小中风"的"帽子"

诊断"小中风"的最重要依据并不是影像学检查结果，而是临床症状。如果没有临床症状，就不能妄下诊断。随着 CT 检查的日益普及，不是"小中风"而被误诊为"小中风"的患者不在少数。临床上，部分老年人没有任何临床症状，仅仅因为偶尔做了次头颅 CT，发现脑内有"腔隙性梗死灶"，而被一些医生错误地戴上了"小中风"的"帽子"。其实，70 岁以上老年人如果做头颅 CT 或磁共振检查，脑内或多或少都会有一些"腔梗"灶，看到"腔梗"灶，并不意味着患了"小中风"。还有一种情况是，部分老年患者因持续头晕或头痛多日去就诊，做 CT 或磁共振检查，提示有"多发腔梗"，也被诊断为"小中风"。其实，这些患者的症状与"小中风"的症状有很大区别，"多发腔梗"并非导致其持续头痛、头晕的真正病因。

6 "小中风"的防治：控制危险因素，降低复发风险

当被确诊为"小中风"以后，患者应尽早在医生指导下接受规范治疗，控制各种危险因素，争取把中风复发的风险降到

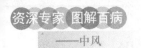

最低。具体治疗措施包括：改变不良生活方式，在医生指导下长期服用抗血小板药物（如阿司匹林等），严格控制血压、血糖和血脂等。

不少患者对"何时停药"问题非常关注。特别是当他们发现自己的血脂、血糖等指标已经降至正常时，都希望能尽早停药。这其实是一种不科学的认识。治疗高血压、高血糖和高脂血症唯有坚持长期用药，才能保持血压、血脂和血糖的稳定。患者在用药后各项指标降至正常，仅代表用药有效，并不表示疾病已经被治愈。一般地说，抗血小板药、降压药、降糖药、降脂药等，都需要终身服用。

丈夫对妻子说：我刚才有点头晕，接着有 1 秒不能走路，然后就什么事儿都没了。

问：妻子该怎么办呢？

没事，不用大惊小怪的　　×

咱们去医院吧　　√

这可能是一次小中风，尽管它的影响是暂时的，而且通常不会对脑造成损害，但是如果不进行治疗，小中风会发展成严重的中风，甚至危及生命。

● 抗血小板聚集药物

已证实对有中风危险因素的患者行抗血小板治疗能有效预防中风。对 TIA 尤其是反复发生 TIA 的患者应首先考虑选用抗血小板药物。

（1）阿司匹林（ASA）　环氧化酶抑制剂。150mg/d 的治疗剂量能有效减少中风再发。

（2）双嘧达莫（DPA） 环核苷酸磷酸二酯酶抑制剂，DPA缓释剂联合应用小剂量 ASA 可加强其药理作用。目前，欧洲急性中风治疗指南已将 ASA 和 DPA 缓释剂的复合制剂作为首先推荐应用的药物。

（3）噻氯匹定 抗血小板作用与阿司匹林或双嘧达莫不同，不影响环氧化酶，而抑制二磷酸腺苷（ADP）诱导的血小板聚集，但可出现中性粒细胞减少等严重并发症，应引起注意。

（4）氯吡格雷 与"噻氯匹定"同属 ADP 诱导血小板聚集的抑制剂，但不良反应较前者为少，常用剂量为 75mg/d。

（5）其他 目前已有一些静脉注射的抗血小板药物，如奥扎格雷等，也可考虑选用，但目前尚缺乏大规模临床试验证实。

建议：

（1）大多数 TIA 患者首选阿司匹林治疗，推荐剂量为 50 ~ 300mg/d。

（2）也可使用小剂量阿司匹林（25mg）加潘生丁（双嘧达莫）缓释剂（200mg）的复合制剂（片剂或胶囊），每日 2 次。

（3）有条件者、高危人群或对阿司匹林不能耐受者可选用氯吡格雷，75mg/d。

（4）如果使用噻氯匹定，在治疗过程中应注意检测血常规。

（5）频繁发作 TIA 时，可选用静脉滴注的抗血小板聚集药物。

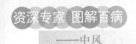

● 抗凝药物

抗凝治疗 TIA 已经有几十年的历史，虽然目前尚无有力的临床试验证据来支持抗凝治疗作为 TIA 的常规治疗，但临床上对房颤、频繁发作 TIA 或椎基底动脉 TIA 患者可考虑选用抗凝治疗。

建议：

（1）抗凝治疗不作为常规治疗。

（2）对于伴发房颤和冠心病的 TIA 患者，推荐使用抗凝治疗（感染性心内膜炎除外）。

（3）TIA 患者经抗血小板治疗，症状仍频繁发作，可考虑选用抗凝治疗。

● 降纤药物

TIA 患者有时存在血液成分的改变，如纤维蛋白原含量明显增高，或频繁发作患者可考虑选用巴曲酶或降纤酶治疗。

脑血管受"堵"的恶果
——脑梗死的诊断与治疗

第五章

1 脑梗死一般分三种情况

脑梗死指因脑部血液循环障碍，缺血、缺氧所致的局限性脑组织的缺血性坏死或软化。血管壁病变、血液成分和血流动力学改变是引起脑梗死的主要原因。脑梗死发病率为 110/10 万人口，约占全部中风的 60% ~ 80%。脑梗死的诊治重在根据发病时间、临床表现、病因及病理进行分型分期，综合全身状态，实施个体化治疗。在超急性期和急性期采取积极、合理的治疗措施尤为重要。

● 脑血栓形成

◆ 动脉粥样硬化性脑梗死多见于中老年，动脉炎性脑梗死以中青年多见。

◆ 常在安静或睡眠中发病。

◆ 临床表现取决于梗死灶的大小及部位。

◆ 患者一般意识清楚，当发生基底动脉血栓或大面积脑梗死时，可出现意识障碍甚至危及生命。

● 脑栓塞

◆ 可发于任何年龄，以青壮年多见。

◆ 多在活动中急骤发病，无前驱症状，局灶性神经体征在数秒至数分钟达到高峰，多表现为完全性中风。意识障碍有无取决于栓塞血管的大小和梗死的面积。

◆ 不同部位的血管栓塞会造成相应的血管闭塞综合征。

◆ 与脑血栓形成相比，脑栓塞易导致多发性梗死，并容易复发和出血。

● 腔隙性梗死

◆ 多见于中老年患者，男性多于女性。

◆ 半数以上病人有高血压病史，突然或逐渐起病，出现偏瘫或偏身感觉障碍等局灶症状。

◆ 通常症状较轻，体征单一，预后好，一般无头痛，无颅内高压，无意识障碍表现。

◆ 许多患者不出现临床症状而头颅影像学检查发现。

2 脑梗死的诊断

★ 一般性诊断

● 临床特点

（1）多数在静态下急性起病，动态起病者以心源性脑梗死多见，部分病例在发病前可有 TIA 发作。

（2）病情多在几小时或几天内达到高峰，部分患者症状可进行性加重或波动。

（3）临床表现决定于梗死灶的大小和部位，主要为局灶性神经功能缺损的症状和体征，如偏瘫、偏身感觉障碍、失语、共济失调等，部分可有头痛、呕吐、昏迷等全脑症状。

● 辅助检查

（1）血液检查　血小板、凝血功能、血糖等。

（2）影像学检查　脑的影像学检查可以直观地显示脑梗死的范围、部位、血管分布、有无出血、陈旧和新鲜梗死灶等，帮助临床判断组织缺血后是否可逆、血管状况以及血流动力学改变。帮助选择溶栓患者评估继发出血的危险程度。

①头颅计算机断层扫描（CT）：头颅 CT 平扫是最常用的检查。但是对超早期缺血性病变和皮质或皮质下小的梗死灶不敏感，特别是后颅窝的脑干和小脑梗死较难检出。

在超早期阶段(发病 6 小时内),CT 可以发现一些轻微的改变：

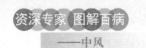

大脑中动脉高密度征；皮质边缘（尤其是岛叶）以及豆状核区灰白质分界不清楚；脑沟消失等。通常平扫在临床上已经足够使用。若进行 CT 血管成像、灌注成像或要排除肿瘤、炎症等则需注射造影剂增强显像。

②头颅磁共振（MRI）检查：标准的 MRI 序列（T1、T2 和质子相）对发病几个小时内的脑梗死不敏感。弥散加权成像（DWI）可以早期显示缺血组织的大小、部位，甚至可显示皮质下、脑干和小脑的小梗死灶。早期梗死的诊断敏感性达到 88% ～ 100%，特异性达到 95% ～ 100%。

灌注加权成像（PWI）是静脉注射顺磁性造影剂后显示脑组织相对血流动力学改变的成像。灌注加权改变的区域较弥散加权改变范围大，目前认为弥散－灌注不匹配区域为半暗带。

③经颅多普勒超声（TCD）检查：对判断颅内外血管狭窄或闭塞、血管痉挛、侧支循环建立程度有帮助。最近，应用于溶栓治疗的监测，对预后判断有参考意义。

④血管影像：虽然现代的血管造影已经达到了微创、低风险水平，但是对于脑梗死的诊断没有必要常规进行血管造影数字减影（DSA）检查。在开展血管内介入治疗、动脉内溶栓、判断治疗效果等方面 DSA 很有帮助，但仍有一定的风险。

磁共振血管成像（MRA）、CT 血管成像（CTA）等是无创的检查，对判断受累血管、治疗效果有一定的帮助。

⑤其他：正电子发射断层扫描（PET）、氙加强 CT、单光子发射计算机断层扫描（SPECT）等，多在有条件的单位用于研究。

★ **临床分型（OCSP 分型）**

由于脑梗死的部位及大小、侧支循环代偿能力、继发脑水肿等的差异，可有不同的临床病理类型，其治疗有很大区别，这就要求在急性期，尤其是超早期（3～6小时内）迅速准确分型。牛津郡社区卒中研究分型（OCSP）不依赖影像学结果，常规CT、MRI尚未能发现病灶时就可根据临床表现迅速分型，并提示闭塞血管和梗死灶的大小和部位，临床简单易行，对指导治疗、评估预后有重要价值。

● 完全前循环梗死（TACI）：表现为三联征，即完全大脑中动脉（MCA）综合征的表现：大脑较高级神经活动障碍（意识障碍、失语、失算、空间定向力障碍等）；同向偏盲；对侧三个部位（面、上肢与下肢）较严重的运动和（或）感觉障碍。多为MCA近段主干，少数为颈内动脉虹吸段闭塞引起的大片脑梗死。

● 部分前循环梗死（PACI）：有以上三联征中的两个，或只有高级神经活动障碍，或感觉运动缺损较TACI局限。提示是MCA远段主干、各级分支或ACA及分支闭塞引起的中、小梗死。

● 后循环梗死（POCI）：表现为各种不同程度的椎基底动脉综合征。可表现为同侧脑神经瘫痪及对侧感觉运动障碍；双侧感觉运动障碍；双眼协同活动及小脑功能障碍，无长束征或视野缺损等。为椎基底动脉及分支闭塞引起的大小不等的脑干、小脑梗死。

● 腔隙性梗死（LACI）：表现为腔隙综合征，如纯运动性轻偏瘫、纯感觉性中风、共济失调性轻偏瘫、手笨拙－构音不良综合征等。大多是基底节或脑桥小穿通支病变引起的小腔隙灶。

3 脑梗死的治疗

脑梗死是缺血所致，恢复或改善缺血组织的灌注成为治疗的

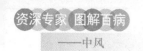

脑梗死的治疗不能一概而论，应根据不同的病因、发病机制、临床类型、发病时间等确定针对性强的治疗方案，实施以分型、分期为核心的个体化治疗。在一般内科支持治疗的基础上，可酌情选用改善脑循环、脑保护、抗脑水肿降颅内压等措施。通常按病程可分为急性期（1个月）、恢复期（2～6个月）和后遗症期（6个月以后）。重点是急性期的分型治疗，腔隙性脑梗死不宜脱水，主要是改善循环；大、中梗死应积极抗脑水肿降颅压，防止脑疝形成。在<6小时的时间窗内有适应证者可行溶栓治疗。

重心，应贯彻于全过程，以保持良好的脑灌注压。临床常用的措施可归纳为下列几方面：

● 溶栓治疗

梗死组织周边存在半暗带是缺血性中风现代治疗的基础。即使是脑梗死早期，病变中心部位已经是不可逆性损害，但是及时恢复血流和改善组织代谢就可以抢救梗死周围仅有功能改变的半暗带组织，避免形成坏死。大多数脑梗死是血栓栓塞引起的颅内动脉闭塞，因此，血管再通复流是最合理的治疗方法。

（1）适应证

①年龄18～75岁。

②发病在6小时以内。

③脑功能损害的体征持续存在超过1小时，且比较严重。

④脑CT已排除颅内出血，且无早期脑梗死低密度改变及其他明显早期脑梗死改变。

（2）禁忌证

①既往有颅内出血，包括可疑蛛网膜下隙出血；近3个月有头颅外伤史；近3周内有胃肠或泌尿系统出血；近2周内进行过

大的外科手术；近 1 周内有不可压迫部位的动脉穿刺。

②近 3 个月有脑梗死或心肌梗死史。但陈旧小腔隙未遗留神经功能体征者除外。

③严重心、肾、肝功能不全或严重糖尿病患者。

④体检发现有活动性出血或外伤（如骨折）的证据。

⑤已口服抗凝药，且 INR>1.5；48 小时内接受过肝素治疗（APTT 超出正常范围）。

⑥血小板计数 <100 000/mm^3，血糖 <2.7mmol/L（50mg）。

⑦血压：收缩压 >180mmHg，或舒张压 >100mmHg。

⑧妊娠。

建议：

（1）对经过严格选择的发病 3 小时内的急性缺血性中风患者应积极采用静脉溶栓治疗。首选 rt-PA，无条件采用 rt-PA 时，可用尿激酶替代。

（2）发病 3 ~ 6 小时的急性缺血性中风患者可应用静脉尿激酶溶栓治疗，但选择患者应该更严格。

（3）对发病 6 小时以内的急性缺血性中风患者，在有经验和有条件的单位，可以考虑进行动脉内溶栓治疗研究。

（4）基底动脉血栓形成的溶栓治疗时间窗和适应证可以适当放宽。

（5）超过时间窗溶栓多不会增加治疗效果，且会增加再灌注损伤和出血并发症，不宜溶栓，恢复期患者应禁用溶栓治疗。

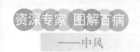

● 降纤治疗

很多证据显示脑梗死急性期血浆中纤维蛋白原和血液黏滞性增高。蛇毒制剂可以显著降低血浆纤维蛋白原水平，尚有增加纤溶活性及抑制血栓形成作用，更适用于合并高纤维蛋白原血症患者。

（1）巴曲酶　国内已应用多年，积累了一定临床经验。国内曾有一项多中心、随机、双盲、安慰剂平行对照研究，入组者为发病72小时内的颈内动脉系统脑梗死患者，结果显示巴曲酶治疗急性脑梗死有效，可显著降低纤维蛋白原水平，症状改善快且较明显，不良反应轻，但亦应注意出血倾向。

（2）降纤酶　近期国内完成的大样本多中心、随机、双盲、安慰剂对照的临床试验证实，应用国产降纤酶可有效地降低脑梗死患者血液中纤维蛋白原水平，改善神经功能，并减少中风的复发率，发病6小时内效果更佳。值得注意的是纤维蛋白原降至130mg/dl以下时增加了出血倾向。

（3）其他降纤制剂　如蚓激酶、蕲蛇酶等临床也有应用。

● 抗凝治疗

抗凝治疗的目的主要是防止缺血性中风的早期复发、血栓的延长及防止堵塞远端的小血管继发血栓形成，促进侧支循环。但急性期抗凝治疗虽已广泛应用多年，但一直存在争议。

建议：

（1）一般急性脑梗死患者不推荐常规立即使用抗凝剂。

（2）使用溶栓治疗的患者，一般不推荐在24小时内使用抗凝剂。

（3）如果无出血倾向、严重肝肾疾病、血压>180/100mmHg等禁忌证时，下列情况可考虑选择性使用抗凝剂：

◆ 心源性梗死（如人工瓣膜、心房纤颤、心肌梗死伴附壁血栓、左心房血栓形成等）患者，容易复发中风。

◆ 缺血性中风伴有蛋白 C 缺乏、蛋白 S 缺乏、活性蛋白 C 抵抗等易栓症患者；症状性颅外夹层动脉瘤患者；颅内外动脉狭窄患者。

◆ 卧床的脑梗死患者可使用低剂量肝素或相应剂量的 LMW 预防深静脉血栓形成和肺栓塞。

● 抗血小板制剂

已经有一些研究验证阿司匹林或其他抗血小板制剂治疗缺血性中风的效果。

（1）阿司匹林 两个大型研究结果（IST、CAST）显示缺血性中风早期使用阿司匹林对于降低死亡率和残疾率有一定效果，症状性脑出血无显著增加，但与溶栓药物同时应用可增加出血的危险。

（2）其他抗血小板制剂 已经有单独使用或者联合糖蛋白 II b/ III a 受体抑制剂治疗脑梗死的研究。小样本研究显示这类制剂还是安全的。

建议：

（1）多数无禁忌证的不溶栓患者应在中风后尽早（最好48小时内）开始使用阿司匹林。

（2）溶栓的患者应在溶栓24小时后使用阿司匹林，或阿司匹林与双嘧达莫缓释剂的复合制剂。

（3）推荐剂量阿司匹林150～300mg/d，4周后改为预防剂量。

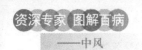

● 扩容

对一般缺血性脑梗死患者而言，目前尚无充分的随机临床对照研究支持扩容升压可改善预后，但对于脑血流低灌注所致的急性脑梗死如分水岭梗死可酌情考虑扩容治疗，但应注意可能加重脑水肿、心功能衰竭等并发症。

● 中药治疗

动物实验已经显示一些中药单成分或者多种药物组合如丹参、川芎嗪、三七、葛根素、银杏叶制剂等可以降低血小板聚集、抗凝、改善脑血流、降低血黏滞度等作用。临床经验也显示对缺血性中风的预后有帮助。但是，目前没有大样本、随机对照研究显示临床效果和安全性。

★ 神经保护剂

已经进行了许多实验和临床研究，探讨了各种神经保护剂的效果，不少神经保护剂在动物实验时有效，但缺乏有说服力的大样本临床观察资料。目前常用的有胞二磷胆碱、脑复康、钙通道阻滞剂等。

亚低温可能是有前途的治疗方法，有关研究正在进行，高压氧亦可使用。

另外可以采用外科治疗和血管内介入治疗。

脑血管"破裂"的恶果
——脑出血与蛛网膜下隙出血的诊断与治疗

第六章

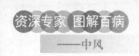

1 脑出血的概况

脑出血是指非外伤性脑实质内的出血。发病率为（60 ～ 80）/10 万人口 / 年，在我国占急性脑血管疾病的 30% 左右。急性期病死率约为 30% ～ 40%，是急性脑血管疾病中最高的。在脑出血中，大脑半球出血约占 80%，脑干和小脑出血约占 20%。脑 CT 扫描是诊断脑出血最有效、最迅速的方法。脑出血的治疗主要是对有指征者应及时清除血肿、积极降低颅内压、保护血肿周围脑组织。

2 脑出血的诊断

★ **一般性诊断**

● 临床特点

（1）多在动态下急性起病。

（2）突发出现局灶性神经功能缺损症状，常伴有头痛、呕吐，可伴有血压增高、意识障碍和脑膜刺激征。

● 辅助检查

（1）血液检查可有白细胞增高、血糖升高等。

（2）影像学检查

①头颅 CT 扫描：是诊断脑出血安全有效快捷的方法，可准确、清楚地显示脑出血的部位、出血量、占位效应、是否破入脑室或蛛网膜下隙及周围脑组织受损的情况。脑出血 CT 扫描示血肿灶为高密度影，边界清楚，CT 值为 75 ～ 80Hu；在血肿被吸收后显示为低密度影。

②头颅 MRI 检查：脑出血后随着时间的延长，完整红细胞内的含氧血红蛋白（HbO_2）逐渐转变为去氧血红蛋白（DHb）及正

铁血红蛋白（MHb），红细胞破碎后，正铁血红蛋白析出呈游离状态，最终成为含铁血黄素。上述演变过程从血肿周围向中心发展，因此出血后的不同时期血肿的 MRI 表现也各异。对急性期脑出血的诊断 CT 优于 MRI，但 MRI 检查能更准确地显示血肿演变过程，对某些脑出血患者的病因探讨会有所帮助，如能较好地鉴别中风，发现动脉瘤等。

③脑血管造影（DSA）：中青年非高血压性脑出血或 CT 和 MRI 检查怀疑有血管异常时，应进行脑血管造影检查。脑血管造影可清楚地显示异常血管及显示出造影剂外漏的破裂血管和部位。

（3）腰穿检查　脑出血破入脑室或蛛网膜下隙时，腰穿可见血性脑脊液。在没有条件或不能进行 CT 扫描者，可进行腰穿检查协助诊断脑出血，但阳性率仅为 60% 左右。对大量的脑出血或脑疝早期，腰穿应慎重，以免诱发脑疝。

（4）血量的估算　临床可采用简便易行的多田公式，根据 CT 影像估算出血量。方法如下：

出血量 =0.5 × 最大面积长轴（cm）× 最大面积短轴（cm）× 层面数

★ **各部位脑出血的临床诊断要点**

● 壳核出血：是最常见的脑出血，约占 50% ~ 60%，出血经常波及内囊。

（1）对侧肢体偏瘫，优势半球出血常出现失语。

（2）对侧肢体感觉障碍，主要是痛、温觉减退。

（3）对侧偏盲。

（4）凝视麻痹，呈双眼持续性向出血侧凝视。

（5）尚可出现失用、体像障碍、记忆力和计算力障碍、意识障碍等。

● 丘脑出血：约占 20%。

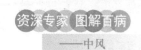

丘脑性感觉障碍	对侧半身深浅感觉减退，感觉过敏或自发性疼痛
运动障碍	出血侵及内囊可出现对侧肢体瘫痪，多为下肢重于上肢
丘脑性失语	言语缓慢而不清、重复言语、发音困难、复述差，朗读正常
丘脑性痴呆	记忆力减退、计算力下降、情感障碍、人格改变
眼球运动障碍	眼球向上注视麻痹，常向内下方凝视

● 脑干出血：约占10%，绝大多数为脑桥出血，偶见中脑出血，延髓出血极为罕见。

中脑出血	突然出现复视、眼睑下垂； 一侧或两侧瞳孔扩大、眼球不同轴、水平或垂直眼震、同侧肢体共济失调，也可表现 Weber 或 Benedikt 综合征； 严重者很快出现意识障碍、去大脑强直
脑桥出血	突然头痛、呕吐、眩晕、复视、眼球不同轴、交叉性瘫痪或偏瘫、四肢瘫等。出血量较大时，患者很快进入意识障碍、针尖样瞳孔、去大脑强直、呼吸障碍，多迅速死亡，并可伴有高热、大汗、应激性溃疡等；出血量较少时可表现为一些典型的综合征，如 Foville、Millard–Gubler 和闭锁综合征等
延髓出血	突然意识障碍，血压下降，呼吸节律不规则，心律紊乱，继而死亡； 轻者可表现为不典型的 Wallenberg 综合征

● 小脑出血：约占 10%。

（1）突发眩晕、呕吐、后头部疼痛，无偏瘫。

（2）有眼震、站立和行走不稳、肢体共济失调、肌张力降低及颈项强直。

（3）头颅 CT 扫描示小脑半球或蚓部高密度影及四脑室、脑干受压。

● 脑叶出血：约占 5% ~ 10%。

额叶出血	①前额痛、呕吐、痫性发作较多见； ②对侧偏瘫、共同偏视、精神障碍； ③优势半球出血时可出现运动性失语
顶叶出血	①偏瘫较轻，而偏侧感觉障碍显著； ②对侧下象限盲； ③优势半球出血时可出现混合性失语
颞叶出血	①表现为对侧中枢性面舌瘫及上肢为主的瘫痪； ②对侧上象限盲； ③优势半球出血时可出现感觉性失语或混合性失语； ④可有颞叶癫痫、幻嗅、幻视
枕叶出血	①对侧同向性偏盲，并有黄斑回避现象，可有一过性黑朦和视物变形； ②多无肢体瘫痪

● 脑室出血：约占 3% ~ 5%。

（1）突然头痛、呕吐，迅速进入昏迷或昏迷逐渐加深。

（2）双侧瞳孔缩小，四肢肌张力增高，病理反射阳性，早期出现去大脑强直，脑膜刺激征阳性。

（3）常出现丘脑下部受损的症状及体征，如上消化道出血、中枢性高热、大汗、应激性溃疡、急性肺水肿、血糖增高、尿崩症等。

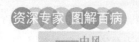
（4）脑脊液压力增高，呈血性。

（5）轻者仅表现头痛、呕吐、脑膜刺激征阳性，无局限性神经体征。临床上易误诊为蛛网膜下隙出血，需通过头颅 CT 扫描来确定诊断。

3 脑出血的病因

脑出血的病因多种多样，应尽可能明确病因，以利治疗。下面介绍常见的病因及诊断线索。

● 高血压性脑出血

（1）50 岁以上者多见。

（2）有高血压病史。

（3）常见的出血部位是壳核、丘脑、小脑和脑桥。

（4）无外伤、淀粉样血管病等脑出血证据。

● 脑血管畸形出血

（1）年轻人多见。

（2）常见的出血部位是脑叶。

（3）影像学检查可发现血管异常影像。

（4）确诊需依据脑血管造影。

● 脑淀粉样血管病

（1）多见于老年患者或家族性脑出血的患者。

（2）多无高血压病史。

（3）常见的出血部位是脑叶，多发者更有助于诊断。

（4）常有反复发作的脑出血病史。

（5）确定诊断需做病理组织学检查。

● 溶栓治疗所致脑出血

（1）近期曾应用溶栓药物。

（2）出血多位于脑叶或原有的脑梗死病灶附近。

● 抗凝治疗所致脑出血

（1）近期曾应用抗凝剂治疗。

（2）常见脑叶出血。

（3）多有继续出血的倾向。

● 瘤卒中

（1）脑出血前即有神经系统局灶症状。

（2）出血常位于高血压脑出血的非典型部位。

（3）影像学上早期出现血肿周围明显水肿。

4 脑出血的治疗

★ 急性脑出血的内科治疗

● 一般治疗

（1）卧床休息　一般应卧床休息 2～4 周，避免情绪激动及血压升高。

（2）保持呼吸道通畅　昏迷患者应将头歪向一侧，以利于口腔分泌物及呕吐物流出，并可防止舌根后坠阻塞呼吸道，随时吸出口腔内的分泌物和呕吐物，必要时行气管切开。

（3）吸氧　有意识障碍、血氧饱和度下降或有缺氧现象（$PO_2<60mmHg$ 或 $PCO_2>50mmHg$）的患者应给予吸氧。

（4）鼻饲　昏迷或有吞咽困难者在发病第二～第三天即应鼻饲。

（5）对症治疗　过度烦躁不安的患者可适量应用镇静药；便秘者可选用缓泻剂。

（6）预防感染　加强口腔护理，及时吸痰，保持呼吸道通畅；留置导尿时应做膀胱冲洗，昏迷患者可酌情应用抗生素预防感染。

（7）观察病情　严密注意患者的意识、瞳孔大小，血压、呼吸等改变，有条件时应对昏迷患者进行监护。

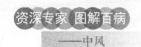

● 调控血压

脑出血患者血压的控制并无一定的标准，应视患者的年龄、既往有无高血压史、有无颅内压增高、出血原因、发病时间等情况而定。

● 降低颅内压

······ **一般可遵循下列原则** ：······

（1）脑出血患者不要急于降血压，因为脑出血后的血压升高是对颅内压升高的一种反射性自我调节，应先降颅内压后，再根据血压情况决定是否进行降血压治疗。

（2）血压≥ 200/110mmHg 时，在降颅内压的同时可慎重平稳降血压治疗，使血压维持在略高于发病前水平或 180/105mmHg 左右；收缩压在 170 ~ 200mmHg 或舒张压 100 ~ 110mmHg，暂时尚可不必使用降压药，先脱水降颅内压，并严密观察血压情况，必要时再用降压药。血压降低幅度不宜过大，否则可能造成脑低灌注。收缩压 <165mmHg 或舒张压 <95mmHg，不需降血压治疗。

（3）血压过低者应进行升压治疗，以保持脑灌注压。

颅内压升高是脑出血患者死亡的主要原因，因此降低颅内压为治疗脑出血的重要任务。脑出血的降颅内压治疗首先以高渗脱水药为主，如甘露醇或甘油果糖、甘油氯化钠等，注意尿量、血钾及心肾功能。可酌情选用呋塞米（速尿）、白蛋白。建议尽量不使用类固醇，因其副作用大，且降颅内压效果不如高渗脱水药。应用脱水药时要注意水及电解质平衡。

● 止血药物：一般不用，若有凝血功能障碍，可应用，时间不超过 1 周。

● 亚低温治疗

亚低温治疗是辅助治疗脑出血的一种方法，初步的基础与临床研究认为亚低温是一项有前途的治疗措施，而且越早用越好。有条件的单位可以试用，并总结经验。

● 康复治疗

早期将患肢置于功能位，如病情允许，危险期过后，应及早进行肢体功能、言语障碍及心理的康复治疗。

★ **手术治疗**

手术的目的主要是尽快清除血肿、降低颅内压、挽救生命，其次是尽可能早期减少血肿对周围脑组织的压迫，降低致残率。国内很多医院正在探讨手术治疗的方法和疗效。主要采用的方法有以下几种：去骨瓣减压术、小骨窗开颅血肿清除术、钻孔穿刺血肿碎吸术、内窥镜血肿清除术、微创穿刺血肿清除术和脑室穿刺引流术等。

去骨瓣减压术对颅内压非常高者的减压较充分，但创伤较大，已经较少单独采用；内窥镜血肿清除术只有少数医院在试行阶段；钻孔穿刺碎吸术对脑组织损伤较大已基本不用；目前不少医院采用小骨窗开颅血肿清除术和微创穿刺血肿清除术，但对手术结果的评价目前很不一致，小骨窗手术止血效果较好，比较适合血肿靠外的脑出血，对深部的血肿止血往往不够彻底，对颅内压较高者，减压不够充分；微创穿刺血肿清除术适用于各种血肿，但由于不能在直视下止血，可能发生再出血，优点是简单、方便、易行，在病房及处置室即可完成手术，同时由于不需要复杂的仪器设备，术后引流可放置时间较长，感染机会较少，现已在国内广泛开展。目前正在利用 YL–Ⅰ型穿刺针进行多中心、随机对照研究，不久将能取得较客观的评价。全脑室出血采用脑室穿刺引流术加腰穿放液治疗很有效，即使深昏迷患者也可能取得良好的效果。

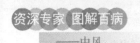

建议:

(1)既往有高血压的中老年患者,如突然出现局灶性神经功能缺损症状,并伴有头痛、呕吐、血压增高,应考虑脑出血。首选头部CT扫描,明确诊断及脑出血的部位、出血量、是否破入脑室及占位效应、脑组织移位情况。

(2)根据出血部位及出血量决定治疗方案。

基底节区出血	小量出血可内科保守治疗;中等量出血(壳核出血≥30ml,丘脑出血≥15ml)可根据病情、出血部位和医疗条件,在合适时机选择微创穿刺血肿清除术或小骨窗开颅血肿清除术,及时清除血肿;大量出血或脑疝形成者,多需外科行去骨片减压血肿清除术,以挽救生命
小脑出血	易形成脑疝,出血量≥10ml,或直径≥3cm,或合并明显脑积水,在有条件的医院应尽快手术治疗
脑叶出血	高龄患者常为淀粉样血管病出血,除血肿较大危及生命或由血管畸形引起需外科治疗外,宜行内科保守治疗
脑室出血	轻型的部分脑室出血可行内科保守治疗;重症全脑室出血(脑室铸形),需脑室穿刺引流加腰穿放液治疗

(3)内科治疗为脑出血的基础治疗,脱水降颅内压、调控血压、防治并发症是治疗的中心环节,要精心组织实施。

5 什么是蛛网膜下隙出血

原发性蛛网膜下隙出血（英文简称 SAH）是指脑表面血管破裂后，血液流入蛛网膜下隙而言。年发病率为（5 ~ 20）/10 万，常见病因为颅内动脉瘤，其次为脑血管畸形，还有高血压性动脉硬化，也可见于动脉炎、脑底异常血管网、结缔组织病、血液病、抗凝治疗并发症等。

6 蛛网膜下隙出血的临床特点

蛛网膜下隙出血的临床表现主要取决于出血量、积血部位、脑脊液循环受损程度等。

● 起病形式：多在情绪激动或用力等情况下急骤发病。

● 主要症状：突发剧烈头痛，持续不能缓解或进行性加重；多伴有恶心、呕吐；可有短暂的意识障碍及烦躁、谵妄等精神症状，少数出现癫痫发作。

● 主要体征：脑膜刺激征明显，眼底可见玻璃膜下出血，少数可有局灶性神经功能缺损的征象，如轻偏瘫、失语、动眼神经麻痹等。

● 发病后的主要并发症

（1）再出血 以 5 ~ 11 天为高峰，81% 发生在 1 个月内。颅内动脉瘤初次出血后的 24 小时内再出血率最高，约为 4.1%，至第 14 天时累计为 19%。临床表现为：在经治疗病情稳定好转的情况下，突然发生剧烈头痛、恶心呕吐、意识障碍加重、原有局灶症状和体征重新出现等。

（2）血管痉挛 通常发生在出血后第一 ~ 第二周，表现为病情稳定后再出现神经系统定位体征和意识障碍，因脑血管痉挛所致缺血性脑梗死所引起，腰穿或头颅 CT 检查无再出血表现。

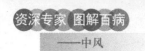

（3）急性非交通性脑积水 指 SAH 后 1 周内发生的急性或亚急性脑室扩大所致的脑积水，机制主要为脑室内积血，临床表现主要为剧烈头痛、呕吐、脑膜刺激征、意识障碍等，复查头颅 CT 可以诊断。

（4）正常颅内压脑积水 出现于 SAH 的晚期，表现为精神障碍、步态异常和尿失禁。

7 蛛网膜下隙出血的辅助检查

● 头颅 CT：是诊断 SAH 的首选方法，CT 显示蛛网膜下隙内高密度影可以确诊 SAH。根据 CT 结果可以初步判断或提示颅内动脉瘤的位置：如位于颈内动脉段常是鞍上池不对称积血；大脑中动脉段多见外侧裂积血；前交通动脉段则是前间裂基底部积血；而出血在脚间池和环池，一般无动脉瘤。动态 CT 检查还有助于了解出血的吸收情况，有无再出血、继发脑梗死、脑积水及其程度等。

● 脑脊液（CSF）检查：通常 CT 检查已确诊者，腰穿不作为临床常规检查。如果出血量少或者距起病时间较长，CT 检查可无阳性发现，而临床可疑蛛网膜下隙出血需要行腰穿检查 CSF。均匀血性脑脊液是蛛网膜下隙出血的特征性表现，且示新鲜出血，如 CSF 黄变或者发现吞噬了红细胞、含铁血黄素或胆红质结晶的吞噬细胞等，则提示已存在不同时间的 SAH。

● 脑血管影像学检查：有助于发现颅内的异常血管。

（1）脑血管造影（DSA） 是诊断颅内动脉瘤最有价值的方法，阳性率达 95%，可以清楚显示动脉瘤的位置、大小、与载瘤动脉的关系、有无血管痉挛等。条件具备、病情许可时应争取尽早行全脑 DSA 检查以确定出血原因和决定治疗方法、判断预后。但由于血管造影可加重神经功能损害，如脑缺血、动脉瘤再次破裂出血等，因此造影时机宜避开脑血管痉挛和再出血的高峰期，即以出血 3 天内或 3 周后进行为宜。

（2）CT 血管成像（CTA）和 MR 血管成像（MRA）　是无创性的脑血管显影方法，主要用于有动脉瘤家族史或破裂先兆者的筛查，动脉瘤患者的随访以及急性期不能耐受 DSA 检查的患者。

● 其他　经颅超声多普勒（TCD）动态检测颅内主要动脉流速是及时发现脑血管痉挛（CVS）倾向和痉挛程度的最灵敏的方法；局部脑血流测定用以检测局部脑组织血流量的变化，可用于继发脑缺血的检测。

8　蛛网膜下隙出血的治疗

★ 一般处理及对症治疗

● 保持生命体征稳定：确诊后有条件应争取监护治疗，密切监测生命体征和神经系统体征的变化；保持气道通畅，维持稳定的呼吸、循环系统功能。

● 降低颅内压：适当限制液体入量、防治低钠血症、过度换气等都有助于降低颅内压。临床上主要是用脱水剂，常用的有甘露醇、速尿、甘油果糖或甘油氯化钠，也可以酌情选用白蛋白。若伴发的脑内血肿体积较大时，应尽早手术清除血肿，降低颅内压以抢救生命。

● 纠正水、电解质平衡紊乱：注意液体出入量平衡。适当补液补钠、调整饮食和静脉补液中晶体、胶体的比例可以有效预防低钠血症。低钾血症也较常见，及时纠正可以避免引起或加重心律失常。

● 对症治疗：烦躁者给予镇静药，头痛给予镇痛药，注意慎用阿司匹林等可能影响凝血功能的非甾体抗炎镇痛药物或吗啡、

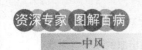

度冷丁（哌替啶）等可能影响呼吸功能的药物。痫性发作时可以短期采用抗癫痫药物如安定、卡马西平或者丙戊酸钠。

● 加强护理：就地诊治，卧床休息，减少探视，避免声光刺激。给予高纤维、高能量饮食，保持尿便通畅。意识障碍者可给予鼻胃管，小心鼻饲慎防窒息和吸入性肺炎。尿潴留者留置导尿，注意预防尿路感染。采取勤翻身、肢体被动活动、气垫床等措施预防压疮、肺不张和深静脉血栓形成等并发症。如果 DSA 检查证实不是颅内动脉瘤引起的，或者颅内动脉瘤已行手术夹闭或介入栓塞术，没有再出血危险的可以适当缩短卧床时间。

★ **防治再出血**

● 安静休息：绝对卧床 4 ～ 6 周，镇静、镇痛，避免用力和情绪刺激。

● 调控血压：去除疼痛等诱因后，如果平均动脉压 >125mmHg 或收缩压 >180mmHg，可在血压监测下使用短效降压药使血压下降，保持血压稳定在正常或者起病前水平。可选用钙拮抗剂、β 受体阻滞剂或 ACEI 类等。

● 抗纤溶药物：为了防止动脉瘤周围的血块溶解引起再度出血，可用抗纤维蛋白溶解剂，以抑制纤维蛋白溶解原的形成。常用 6- 氨基己酸（EACA），也可用止血芳酸（PAMBA）或止血环酸（氨甲环酸）。抗纤溶治疗可以降低再出血的发生率，但同时也增加 CVS 和脑梗死的发生率，建议与钙拮抗剂同时使用。

● 外科手术：动脉瘤性 SAH、Hunt 和 Hess 分级 ≤ Ⅲ级时，多早期行手术夹闭动脉瘤或者介入栓塞。

★ **防治脑动脉痉挛及脑缺血**

● 维持正常血压和血容量：血压偏高给予降压治疗；在动脉瘤处理后，血压偏低者，首先应去除诱因如减或停脱水和降压药物；予胶体溶液（白蛋白、血浆等）扩容升压；必要时使用升压药物如多巴胺静脉滴注。

● 早期使用尼莫地平：常用剂量 10 ~ 20mg/d，静脉滴注 1mg/h，共 10 ~ 14 天，注意其低血压的副作用。

● 腰穿放 CSF 或 CSF 置换术：已有人应用此等方法，但缺乏多中心、随机、对照研究。在早期（起病后 1 ~ 3 天）行脑脊液置换可能利于预防脑血管痉挛，减轻后遗症状。剧烈头痛、烦躁等严重脑膜刺激征的患者，可考虑酌情选用，适当放 CSF 或 CSF 置换治疗。注意有无诱发颅内感染、再出血及脑疝的危险。

★ **防治脑积水**

● 药物治疗：轻度的急、慢性脑积水都应先行药物治疗，给予醋氮酰胺等药物减少 CSF 分泌，酌情选用甘露醇、速尿（呋塞米）等。

● 脑室穿刺 CSF 外引流术：CSF 外引流术适用于 SAH 后脑室积血扩张或形成铸型出现急性脑积水经内科治疗后症状仍进行性加剧，有意识障碍者；或患者年老，心、肺、肾等内脏严重功能障碍，不能耐受开颅手术者。紧急脑室穿刺外引流术可以降低颅内压、改善脑脊液循环，减少梗阻性脑积水和脑血管痉挛的发生，可使 50% ~ 80% 的患者临床症状改善，引流术后尽快夹闭动脉瘤。CSF 外引流术可与 CSF 置换术联合应用。

● CSF 分流术：慢性脑积水多数经内科治疗可逆转，如内科治疗无效或脑室 CSF 外引流效果不佳，CT 或 MRI 见脑室明显扩大者，要及时行脑室 – 心房或脑室 – 腹腔分流术，以防加重脑损害。

★ **病变血管的处理**

● 血管内介入治疗：介入治疗无需开颅和全身麻醉，对循环影响小，近年来已经广泛应用于颅内动脉瘤治疗。术前需控制血压，使用尼莫地平预防血管痉挛，行 DSA 检查确定动脉瘤部位及大小形

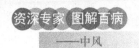

4态，选择栓塞材料行瘤体栓塞或者载瘤动脉的闭塞术。颅内动静脉畸形（AVM）有适应证者也可以采用介入治疗闭塞病变动脉。

● 外科手术：需要综合考虑动脉瘤的复杂性、手术难易程度、患者临床情况的分级等以决定手术时机。动脉瘤性 SAH 倾向于早期手术（3 天内）夹闭动脉瘤；一般 Hunt 和 Hess 分级 ≤ Ⅲ 级时多主张早期手术。Ⅳ、Ⅴ 级患者经药物保守治疗情况好转后可行延迟性手术（10～14 天）。对 AVM 反复出血者，年轻患者、病变范围局限和曾有出血史的患者首选显微手术切除。

● 立体定向放射治疗（γ-刀治疗）：主要用于小型 AVM 以及栓塞或手术治疗后残余病灶的治疗。

建议：

（1）有条件的医疗单位，SAH 患者应由神经外科医师首诊，并收住院诊治；如为神经内科首诊者，亦应请神经外科会诊，尽早查明病因，进行治疗。

（2）SAH 的诊断检查首选颅脑 CT，动态观察有助了解出血吸收、再出血、继发脑损害等。

（3）临床表现典型，而 CT 无出血征象，可谨慎腰穿 CSF 检查，以获得确诊。

（4）条件具备的医院应争取做脑血管影像学检查，怀疑动脉瘤时需尽早行 DSA 检查，如患者不愿做 DSA 时也可先行 MRA 或 CTA。

（5）积极的内科治疗有助于稳定病情和功能恢复。为防再出血、继发出血等，可考虑抗纤溶药与钙拮抗剂合用。

（6）依据脑血管异常病变、病情及医疗条件等，来考虑选用血管内介入治疗、开颅手术或放射外科等治疗。

4

祸不单行
——中风主要并发症的预防与治疗 | 第七章

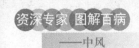

由于脑血管疾病主要发生在中老年人，这些人群大多患有不同程度的慢性疾病及引起脑血管疾病的各种危险因素，当发生脑血管疾病时，往往促发原有疾病的加重或引发新的病症，这些均为脑血管疾病的并发症，对脑血管疾病的病情及预后有明显的影响，因此，在治疗脑血管疾病的同时，应积极地防治并发症，使脑血管疾病的治疗达到更有效的水平。

颅内压增高

成人颅内压（ICP）增高是指 ICP 超过 200mmH$_2$O。ICP 增高是急性中风的常见并发症，是中风患者死亡的主要原因之一。脑血管疾病患者出现头痛、呕吐、视乳头水肿、脑脊液压力增高提示颅内压增高。其治疗的目的是降低颅内压，防止脑疝形成。

★ **一般处理**

● 卧床，避免头颈部过度扭曲。

● 避免引起 ICP 增高的其他因素，如激动、用力、发热、癫痫、呼吸道不通畅、咳嗽、便秘等。

● 有条件情况下给予亚低温治疗。

★ **脱水治疗**

必须根据颅内压增高的程度和心肾功能状况选用脱水剂的种类和剂量。

此外，还可应用七叶皂苷钠，该药具有抗炎、抗渗出及消除肿胀的作用。常用量为 10 ~ 20mg 加入 5% 葡萄糖或生理盐水 100ml 中静脉滴注，每日 1 ~ 2 次。皮质类固醇激素虽可减轻脑水肿，但易引起感染、升高血糖、诱发应激性溃疡，故多不主张使用。大量白蛋白（20g，每日 2 次），可佐治脱水，但价格较贵，可酌情考虑使用。

甘露醇	是最常使用的脱水剂，其渗透压约为血浆的 4 倍，用药后血浆渗透压明显增高，使脑组织的水分迅速进入血液中，经肾脏排出，大约 8g 甘露醇带出 100ml 水分
呋喃苯胺酸（呋塞米）	一般用 20 ~ 40mg 静脉注射，6 ~ 8 小时 1 次，与甘露醇交替使用可减轻两者的不良反应
甘油果糖	也是一种高渗脱水剂，其渗透压约相当于血浆的 7 倍，起作用的时间较慢，约 30 分钟,但持续时间较长(6 ~ 12 小时)

在使用脱水药物时，应注意心肾功能，特别是老年患者大量使用甘露醇易致心肾功能衰竭，应记出入量，观察心律及心率变化；甘油盐水滴注过快时可导致溶血；速尿易致水电解质紊乱特别是低血钾，均应高度重视。

★ **外科治疗**

对于大脑半球的大面积脑梗死，可施行开颅减压术和（或）部分脑组织切除术；较大的小脑梗死或小脑出血，尤其是影响到脑干功能或引起脑脊液循环阻塞的，可行后颅窝开颅减压和（或）直接切除部分小脑梗死，以解除脑干压迫；中至大量脑出血，病情严重可以考虑外科手术或微创血肿清除术治疗；伴有脑积水或具有脑积水危险的患者应进行脑室引流。

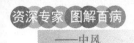
建议：

（1）确定为高颅内压者应给予脱水治疗，首选甘露醇。

（2）不推荐所有中风患者均采用脱水治疗，不伴有颅内压增高者，如腔隙性脑梗死等不宜脱水治疗。

（3）脱水治疗无效或出现早期脑疝者，可考虑外科治疗。

2 血压的调控

脑血管疾病患者多伴有血压升高。由于合并高血压的机制及相关因素比较复杂，在处理高血压时，难以有一个统一的方案，必须进行个体化治疗，才能达到较理想的血压水平，有利于脑血管疾病患者的总体治疗和康复。

脑血管疾病合并高血压的处理原则有：①积极平稳控制过高的血压。②防止降血压过低、过快。③严密监测血压变化，尤其在降血压治疗过程中。④降血压宜缓慢进行，因为此类患者的血压自动调节功能差，急速大幅降血压则易导致脑缺血。⑤降血压要个体化治疗，因为每个患者的基础血压不同，对原有降血压药物敏感性不同，以及合并其他不同的疾病等。⑥维持降血压效果的平稳性，一般主张采用长效降血压药物。⑦在降血压过程中应注意靶器官的保护，尤其是脑、心、肾。

在选择降血压药物方面，无统一规范应用的药物。应用降血压药物的原则是既要有效和持久地降低血压，又不至于影响重要器官的血流量。血压控制的具体方法和维持水平依不同类型的脑血管疾病而有所不同，具体如下。

★ TIA

此类患者的血压一般不会过高，因此，多不需进行降血压治疗。但在 TIA 完全控制后，应积极治疗原有的高血压病，最好使血压缓慢降至正常水平，如血压降至正常水平时即不能耐受，则应降至可耐受的最低水平。

★ *脑梗死*

不同情况的脑梗死，其高血压的处理不同。如果需要降血压治疗，建议首选静脉用药，最好应用微量输液泵。在应用降血压药过程中，避免血压降得过低，加重脑梗死。

早期脑梗死	脑梗死早期的高血压处理取决于血压升高的程度及患者的整体情况和基础血压来定。如收缩压在 185 ~ 210mmHg 或舒张压在 115 ~ 120mmHg 之间，也可不必急于降血压治疗，但应严密观察血压变化；如果 >220/120mmHg，则应给予缓慢降血压治疗，并严密观察血压变化，尤其防止血压降得过低
出血性脑梗死	多见于脑栓塞、大面积脑梗死和溶栓治疗后。一旦发生出血性脑梗死，应使收缩压 ≤ 180mmHg 或舒张压 ≤ 105mmHg
溶栓治疗前后	在溶栓治疗前后，如果收缩压 >180mmHg 或舒张压 >105mmHg，则应及时降血压治疗，以防止发生继发性出血
脑梗死恢复期	脑梗死进入恢复期后，均按高血压病的常规治疗要求，口服病前所用的降血压药或重新调整降血压药物，使血压缓慢平稳下降，一般应使血压控制在正常范围以内或可耐受的水平，以尽可能预防脑梗死复发

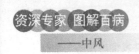
★ 脑出血

脑出血多由高血压动脉硬化引起，急性脑出血时血压多更高，这与急性高颅内压有关，属反射性高血压。脑出血时根据血压增高的程度，进行不同的处理。

（1）收缩压 ≥ 200mmHg 或舒张压 ≥ 110mmHg 以上者，在脱水治疗的同时应慎重平稳降血压治疗，使血压降至略高于发病前的水平或在 180/105mmHg 左右为宜。

（2）收缩压在 170 ~ 200mmHg 或舒张压在 100 ~ 110mmHg，不急于降血压，可通过脱水降低颅内压使血压降低，并严密观察血压变化。如血压继续升高，则按前者处理。

（3）收缩压 <165mmHg 或舒张压 <95mmHg，不需降血压治疗，仅通过降低颅内压即可达到降血压效果。

脑出血进入恢复期后，应积极治疗高血压，使原有高血压降至正常范围。

★ 蛛网膜下腔出血

伴有不同程度的高血压时，可将血压降至正常水平。一般常规静脉滴注尼莫地平，既可达到降血压目的，又可有效防止脑动脉痉挛。脱水降颅内压治疗也可达到抑制反射性高血压的效果。

3 如何应对肺炎及肺水肿

约 5.6% 中风患者合并肺炎。误吸是中风合并肺炎的主要原因。意识障碍、吞咽困难是导致误吸的主要危险因素，其他危险因素包括呕吐、不活动等。肺炎是中风患者死亡的主要原因之一。15% ~ 25% 中风患者死亡是细菌性肺炎所致。发病第 1 个月，中风合并肺炎约增加 3 倍死亡率。急性中风可并发急性肺水肿，神经源性肺水肿见于 30% ~ 70% 重症蛛网膜下隙出血和脑出血患者，偶可见于脑梗死患者。

早期识别和处理中风患者的吞咽和误吸问题，对预防吸入性肺炎有显著作用。许多中风患者存在亚临床误吸，有误吸危险时应考虑暂时禁食。吞咽困难的患者可通过鼻饲预防吸入性肺炎。鼻饲前需清除咽部分泌物。有分泌物和呕吐物时应立即处理，防止误吸和窒息。患者应采用适当的体位，保持呼吸道通畅，使发生呼吸道并发症的危险性降到最低。一般可采用侧卧位，平卧位时头应偏向一侧，以防止舌后坠和分泌物阻塞呼吸道。经常改变在床上的体位，定时翻身和拍背，加强康复活动，是防治肺炎的重要措施。

肺炎的治疗主要包括呼吸支持（如氧疗）和抗生素治疗。药敏试验有助于抗生素的选择。

神经源性肺水肿应针对原发的中风进行病因治疗，以降颅内压和保护脑细胞为主要手段。一般对症治疗主要包括面罩吸氧、静脉注射吗啡（1～5mg，每日1～2次）和呋塞米（0.5～1.0mg/kg）等措施。如果低氧血症严重或二氧化碳明显潴留，则需要行气管插管术和辅助通气。

4 血糖改变的处理

半数以上的急性脑血管疾病患者的血糖均增高，血糖的增高可以是原有糖尿病的表现或是应激性反应。高血糖可见于各种类型的急性脑血管疾病，且其预后均较血糖正常者差。因此，积极治疗高血糖对于急性脑血管疾病的预后起重要作用。

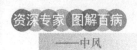
急性中风患者血糖增高的主要原因有

（1）原有糖尿病史或低葡萄糖耐受；
（2）原有潜在的糖尿病或低葡萄糖耐受；
（3）应激性或反应性的高血糖；
（4）促肾上腺皮质系统的激活（ACTH，皮质醇）；
（5）交感神经系统的激活。

血糖多在中风发病后 12 小时内升高，血糖升高的水平与中风的严重程度有关。1 周内死亡的患者血糖最高，脑出血患者的血糖改变高于脑梗死患者。

当患者血糖增高超过 11.1mmol/L 时，应立即给予胰岛素治疗，将血糖控制在 8.3mmol/L 以下。开始使用胰岛素时应 1 ~ 2 小时监测血糖一次。当血糖控制之后，通常需要给予胰岛素维持。

急性中风患者很少发生低血糖，血糖太低也会加重病情，此时可用 10% ~ 20% 的葡萄糖口服或注射纠正。

建议：

急性中风患者有血糖增高时应使用胰岛素将血糖控制在 8.3mmol/L 以下。急性中风患者有低血糖时应及时纠正。

5 吞咽困难的处理

中风患者入院时 45%（30% ~ 65%）存在吞咽困难，其中约一半于发病 6 个月后仍然不能恢复正常的吞咽功能。43% ~ 54%

——中风主要并发症的预防与治疗

有吞咽困难的中风患者出现误吸；在这些患者中，37% 进一步发展为肺炎，4% 因肺炎而死亡。中风患者病情越严重，吞咽困难越常见。此外，48% 有吞咽困难的急性中风患者发生营养不良。

吞咽困难治疗的目的是预防吸入性肺炎，避免因饮食摄取不足导致的液体缺失和营养不良，以及重建吞咽功能。所有中风患者在给予饮食前均应确定有无吞咽困难或误吸的危险。吞咽功能应由经培训的医护专业人员，在入院 24 小时内用一种有效的临床方法进行评估。常用的、简单有效的床旁试验为吞咽水试验，但不采用咽反射，因咽反射不能很好地预测误吸。

吞咽水试验能检查出大部分吞咽困难患者，但可漏诊 20% ~ 40%。电视透视检查可以发现更多的吞咽问题，并可了解吞咽的特性和误吸程度，帮助病因诊断。其他辅助检查方法包括食管 X 线片、各种纤维内窥镜等。

任何存在吞咽异常的患者，应进一步进行评估（建议由语言治疗师检查），包括不同稠度的食物试验、不同姿势技巧的效果、吞咽技巧和感觉增强刺激，并为患者提供安全吞咽和适当饮食配方的建议。

在入院 48 小时内，每一个存在吞咽异常的中风患者的营养状况都应由经过专门培训的人员用有效的营养监测方法进行监测。每一个存在营养障碍的中风患者，包括发生吞咽困难的患者，都需要求助于营养学专家，制定一份修正过的食谱。任何营养不良的患者都应考虑进行营养支持治疗。一般尽可能采用经口给予饮食。对口服不能维持合适营养状态的患者，应考虑采用经皮胃管（胃造瘘术）或鼻胃管。

中风后发生的吞咽困难一般可较快恢复。发病 1 周内超过一半的患者吞咽困难即可改善；发病几周内吞咽困难恢复者可达 43% ~ 86%。如果患者没有营养障碍的危险，发病最初 5 ~ 7 天

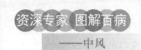

内不必采用鼻饲，应权衡营养改善与插鼻胃管带来不适的利弊。如果患者存在营养障碍，可较早给予鼻饲。轻度和中度的吞咽困难一般可用鼻饲过渡。如系长期不能吞咽者，应选用经皮胃管进食。由于中风患者的吞咽困难有较高的恢复率，故采用经皮胃管多在发病 2～4 周以后进行。

疲劳有可能增加误吸的危险，进食前应注意休息。水、茶等稀薄液体最易导致误吸。由于用吸管饮水需较复杂的口腔肌肉功能，吞咽困难的患者不应使用吸管饮水。如果用杯子饮水，杯中的水应至少保留半杯，因为当杯中的水少于半杯时，患者需低头进行饮水，这个体位增加了误吸的危险。患者进食时应坐起，一般采用软食、糊状或冻状的黏稠食物，将食物做成"中药丸"大小，并将食物置于舌根部以利于吞咽。为预防食管反流，进食后应保持坐立位 0.5～1 小时以上。

6 上消化道出血的处理

急性脑血管疾病并发上消化道出血是临床上较常见的严重并发症，表现为呕吐咖啡样胃内容物和排柏油样便。上消化道出血的发生率高达 30%，病情越重，上消化道出血的发生率越高。因此，急性脑血管疾病合并上消化道出血者预后差，病死率较高。上消化道出血一般发生在脑血管疾病的急性期，有的发生在发病后数小时内。

急性脑血管疾病并发上消化道出血的机制主要是因为病变导致下丘脑功能紊乱，继而引起胃肠黏膜血流量减少、胃黏液－碳酸氢盐屏障功能降低和胃黏膜 PGE_2 含量下降引起胃、十二指肠黏膜出血性糜烂、点状出血和急性溃疡所致。

> **········· 以下情况可考虑有上消化道出血的可能 ：·························**
>
> （1）呕吐或从胃管内引流出大量咖啡色液体；
> （2）柏油样大便；
> （3）体格检查发现腹部膨隆，叩诊呈鼓音，肠鸣音低弱或消失；
> （4）血压下降，皮肤湿冷，尿少等末梢循环衰竭等表现；
> （5）血红蛋白下降，血浆尿素氮增高，甚至各有重要脏器功能衰竭。

　　上消化道出血的处理方法如下。①胃内灌洗：冰生理盐水100 ~ 200ml，其中50 ~ 100ml加入去甲肾上腺素1 ~ 2mg口服；仍不能止血者，将另外50 ~ 100ml加入凝血酶1000 ~ 2000U口服。对于意识障碍或吞咽困难患者，可给予鼻饲导管内注入。也可用立止血、云南白药、止血敏、止血芳酸、生长抑素等。②使用制酸止血药物：甲氰咪胍200 ~ 400mg/d静脉注滴；洛赛克20mg口服或胃管内注入或静脉注射。③防治休克：如有循环衰竭表现，应补充血容量；如血红蛋白低于70g/L，血细胞比容小于30%，心率大于120次/分，收缩压低于90mmHg，可静脉输新鲜全血或红细胞成分输血。④胃镜下止血：上述多种治疗无效情况下，仍有顽固性大量出血，可在胃镜下进行高频电凝止血。（5）手术治疗：对于胃镜下止血仍无效时，因过多过久地大量出血危及生命时，可考虑手术止血。

7　尿失禁与尿路感染的处理

　　尿失禁在中风早期很常见，绝大多数中到重度中风患者在住

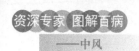

院期间发生尿失禁，许多在出院后仍然存在，但多数能在中风发病 3 ～ 6 个月时好转。尿路感染主要继发于尿失禁和留置导尿管的患者，约 5% 出现败血症。

中风患者从入院起就应该积极处理膀胱和肠道问题。病房应建立尿失禁的评估和处理原则。应由患者或其看护者记录 48 ～ 72 小时排尿日记，包括每次排尿和发生尿失禁时的尿量和时间，有无尿意和排尿感。排尿日记是评价尿失禁的最重要手段之一，它可提供引起尿失禁原因的线索，并有助于制定治疗计划。

中风患者的尿失禁多为逼尿肌高反射性所致。除调整液体摄入的时间和液体量及在床边准备小便器等措施外，逼尿肌高反射性的治疗主要依靠定时小便训练程序，如果患者每 3 小时尿失禁 1 次，其训练方案为白天每 2 小时排尿 1 次，而在这 2 小时之间要抑制急于排尿的欲望；一旦患者能够白天控制排尿连续保持 3 天，则排尿间隔可延长 1/2 小时，依此进行，直到达到满意的结果或可节制排尿为止。逼尿肌高反射性患者一般不推荐使用尿道内插管，因为插管常可加剧收缩。如果必须要插管，应使用小的气囊以减少刺激。如果膀胱痉挛持续存在，可使用抗痉挛药物。

对逼尿肌 - 括约肌协同失调的患者，如果膀胱充盈、处于高压力状态，可给予膀胱抗痉挛药物和间歇性导尿。逼尿肌活动低下的处理主要是减少残余尿；如果减压不能完全恢复膀胱功能，排尿时可在耻骨上施压，加强排尿。如果减压后逼尿肌仍无收缩，那么间歇性导尿或留置导尿管则是必要的。在治疗膀胱功能障碍时，神经康复护士起关键性作用，包括执行定时小便训练程序，及训练患者和家属正确使用导尿管。

留置导尿管是尿路感染的一个主要原因。因此，如果可能的话，应避免插管和留置导尿管。间歇性导尿和酸化尿液可减少尿路感染。医院内插导尿管应严格无菌操作，而不只是清洁处理。导尿管应采用能起作用的最小型号。一般不预防性应用抗生素。一旦出现尿路感染，应及时采用抗生素治疗，并进行尿细菌培养和药敏试验，以指导抗生素的应用。尿失禁的治疗应包括医院和社区，以保持治疗的连续性。

8 中风后抑郁与焦虑状态的处理

中风后抑郁症（PSD）的发生在发病后 3 ~ 6 个月为高峰，2 年内发生率为 30% ~ 60%。有人认为大脑左前半球损伤是抑郁形成的重要危险因素；其他危险因素包括缺少社会支持、日常生活缺少帮助等。焦虑症在中风后的发生率为 3% ~ 11%，其存在与抑郁显著相关，中风后的抑郁与焦虑情绪阻碍了患者的有效康复，从而严重影响了中风患者的生活质量。

建议：

（1）重视对中风患者精神情绪变化的监控，提高对抑郁及焦虑状态的认识。

（2）注重患者的心理护理，在积极治疗原发病、康复和处理危险因素外，家庭成员、心理医生、临床医生、责任护士均可对患者进行心理治疗（解释、安慰、鼓励、保证），针对患者不同情况，尽量消除存在的顾虑，增强战胜疾病的信心。

（3）一旦确诊有抑郁症和焦虑症，首选第二代新型抗抑郁药，即五羟色胺再摄取抑制剂（SSRIs）；其次为第一代经典抗抑郁药，即三环类抗抑郁药（TCA）。

（4）无论抑郁症与焦虑症，均应同时辅以心理治疗及行为治疗（主要是松弛疗法，如生物反馈疗法、音乐疗法、瑜珈功、静气功等）。

9 心脏损害的处理

急性脑血管疾病合并的心脏损伤包括急性心肌缺血、心肌梗死、心律紊乱及心力衰竭等；也是急性脑血管疾病的主要死亡原因之一。因此，积极防治心脏损伤是急性脑血管疾病救治的主要环节之一。

急性脑血管疾病合并心脏损伤也是脑心综合征的表现之一，其发生机制尚不十分清楚，一般认为与脑部病变引起脑对心脏的调节作用紊乱、神经体液调节作用的紊乱以及脑心血管病有共同的病理基础有关。

发病早期应密切观察心脏情况，必要时行动态心电监测及心肌酶谱测查，及时发现心脏损伤，给予治疗。

10 急性肾功能衰竭的处理

急性脑血管疾病可诱发或导致急性肾功能衰竭，后者可以加重脑血管疾病，或直接促使患者死亡。由于急性脑血管疾病患者多为中老年人，大部分合并有肾脏受损，一旦发生急性脑血管疾病，则易发生急性肾功能衰竭。当患者出现急性肾功能不全后时，因不能及时排泄体内水分，不利于脑水肿的治疗，最后可促发高颅内压脑疝致死。

对于并发急性肾功能衰竭患者的治疗，首先减少甘露醇的用量或停止使用；同时避免应用对肾功能有损害的药物；控制补液量，保持出入量平衡。为促进体内水分的排出，首先应用呋塞米40～100mg肌内注射，每日2～4次。如仍为少尿或无尿者，应进行透析性治疗。积极纠正水、电解质和酸碱平衡紊乱。

11 深静脉血栓形成与肺栓塞的处理

深静脉血栓形成（DVT）的危险因素包括静脉血流淤滞、静脉系统内皮损伤和血液高凝状态。中风后 DVT 可出现于发病后第 2 天，高峰在 4～7 天。有症状的 DVT 发生率仅有 2%。瘫痪重、年老及心房颤动者发生 DVT 的比例更高。DVT 最重要的并发症为肺栓塞（PE），中风后约 25% 的急性期死亡是由 PE 引起的。

建议：

（1）对于瘫痪程度重，长期卧床的中风患者应重视 DVT 及 PE 的预防；可早期做 D-二聚体筛选实验，阳性者可进一步进行多普勒超声、磁共振显影（MRI）等检查。

（2）鼓励患者尽早活动、腿抬高、穿弹性长统袜；尽量避免下肢静脉输液，特别是瘫痪侧肢体。

（3）对于有发生 DVT 及 PE 风险的患者可预防性地给予药物治疗，首选低分子肝素抗凝治疗。对于已经发生 DVT 及 PE 的患者，应进行生命体征及血气监测，给予呼吸循环支持及镇静止痛等对症治疗；绝对卧床休息、避免用力；同时采用低分子肝素抗凝治疗。如症状无缓解、近端 DVT 或有 PE 可能性的患者应给予溶栓治疗。

（4）出血性疾病（如脑出血）或有出血倾向的患者避免用抗凝与溶栓治疗。

12 中风继发癫痫的处理

蛛网膜下隙出血、脑栓塞、分水岭脑梗死、脑叶出血是引起中风后癫痫发作的主要原因。中风发病 2～3 个月后再发生的癫

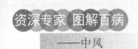

痫诊断为中风引起的继发性癫痫，其发生率为 7% ~ 14%；中风急性期的癫痫发作称为痫性发作。

建 议：

（1）对于有痫性发作危险性的中风患者应保持气道通畅、持续吸氧、维持体温正常、纠正电解质紊乱及酸碱失衡、减轻脑水肿；但不推荐使用预防性抗痫治疗。

（2）对于中风急性期的痫性发作者可应用抗痉治疗，孤立出现的一次痫性发作或急性期的痫性发作控制后，可以不继续长期服用抗痉药；若出现癫痫持续状态，可按癫痫持续状态的治疗原则进行处置；中风发生 2 ~ 3 个月后再次发生痫性发作则应按癫痫的常规治疗方法进行长期药物治疗。

13 体温异常的处理

发热为脑血管疾病的常见并发症之一，相当一部分患者在其病程中伴有发热，且病情越重，特别是脑组织损害越重和意识障碍越重的脑血管疾病患者，其发热的并发症越常见。出血性脑血管疾病约 80% ~ 90% 的患者有发热，缺血性脑血管疾病约 21% ~ 40% 的患者有发热。除了发热外，脑血管疾病还可引起体温过低，这是因为脑血管疾病引起下丘脑后侧部病变，使机体产热机制减弱或消失，而出现体温过低，有的可低于 35℃以下。但是由于体温过低对脑血管疾病患者没有明显的损害作用，因此，一般不给予处理。

脑血管疾病导致发热的原因有：

（1）脑血管疾病损伤下丘脑体温调节中枢时可引起中枢热及体温调节障碍。

（2）并发感染发热，如肺部感染、口腔感染或压疮等。

（3）吸收热。

（4）脱水。

对于中枢性发热的患者，主要以物理降温为主，可用冰帽或冰毯等，也可酒精擦浴，必要时给予人工亚冬眠。对于感染者应及时合理使用抗生素。

第八章 | 早日回归
——中风的康复与护理

1 急性脑血管疾病的三级康复体系

康复对脑血管疾病整体治疗的效果和重要性已被国际公认。中风患者经康复后，第一年末约 60% 的患者可达到日常生活活动自理，20% 的患者需要一定帮助，15% 的患者需要较多帮助，仅 5% 的患者需要全部帮助；且 30% 患者在工作年龄的患者，在病后 1 年末可恢复工作。

在欧美康复医学发达的国家，特别是美国、加拿大等，脑血管疾病的康复流程是：

（1）在综合医院内的脑血管疾病病房实施急性期脑血管疾病早期康复，协助临床治疗，防止继发合并症的发生。实施早期坐位能力、进食能力的训练，为离开脑血管疾病病房进行下一步康复打下基础。这段时间一般为 7 天左右。然后患者转移到康复科做进一步康复治疗。这阶段以康复治疗为主，临床治疗为辅。

（2）康复治疗的任务是提高患者的肢体运动功能及日常生活能力，如站立平衡训练、转移训练、步行能力训练及自行进食、入厕、洗澡、整容洗漱、交流能力等训练。这段时间一般为 20 天左右。绝大多数患者经过这段时间的训练后均可达到生活能力自理，回归家庭，其中 80% 的患者转到社区医疗进行进一步康复训练。

（3）社区康复的任务是巩固已取得的康复效果，进一步提高运动功能、交流功能和日常生活能力。其中 20% 左右尚不能达到日常生活能力完全自理的患者直接转到脑血管疾病专科康复中心进行康复治疗。其任务是让患者能达到大部分日常生活能力自理。这一过程一般为 2 个月左右。这就是所谓的急性脑血管疾病三级康复体系。

由于实施脑血管疾病三级康复体系网，使脑血管疾病的致残

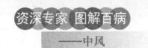

率大大下降，90％能日常生活完全自理，卫生经费下降。这不仅在欧美发达国家，在中国香港、台湾等地区也已实施。脑血管疾病三级康复成为脑血管疾病治疗体系中重要的组成部分，更是脑血管疾病患者应享有的康复权利，得到社会保险、卫生行政部门法律确认。

2 康复训练越早越好

积极有效的康复治疗，对于减轻患者的后遗症、提高患者的生存质量发挥着重要作用。住院期间康复治疗开始的具体时间要由神经科医生根据患者的病情而定。缺血性中风和出血性中风开始康复训练的时间不同。中风进行早期康复训练不仅可以促进运动功能的恢复，缩短恢复期限，还可以避免各种并发症及废用综合征的发生。脑功能的恢复一般在中风发生后的前3个月恢复最快。因此康复训练应在神经科医生指导下积极地尽早开始。

● 康复治疗的手段

主要有运动疗法治疗、作业疗法治疗、言语疗法治疗、文体治疗、物理因子治疗、假肢矫形器使用、康复护理、按摩针灸等。

● 中风患者的康复护理

经过康复工作者的大量实践证明，康复要从疾患发生之时（生命体征平稳）开始，康复必须与治疗同时进行。早期康复可以增加感觉信息的输入，杜绝或减轻废用综合征的发生，如压疮、肌肉萎缩、关节疼痛和挛缩，可缩短康复疗程。

3 中风患者的功能障碍评定

患中风后常有的功能障碍：偏瘫、双侧瘫、言语障碍、认知功能障碍与情感障碍等，应选用国际通用量表进行评定。

患中风后的功能障碍有 3 个层次：残损，有生理、解剖结构和运动功能缺失或异常；残疾，有个体能力受到限制、缺失或不能正常完成某项任务；残障，个体已不能充分参加社交活动，即人的基本权利活动受到影响。

残损处理得好可不发展为残疾或残障，因此应受到重视。

⁄ 中风患者的康复原则

康复应尽早进行	脑缺血患者只要神智清楚，生命体征平稳，病情不再发展，48 小时后即可进行，康复量由小到大，循序渐进。多数脑出血患者的康复可在病后 10 ~ 14 天开始进行
调动患者积极性	康复实质是"学习、锻炼、再锻炼、再学习"，要求患者理解并积极投入。在急性期，康复运动主要是抑制异常的原始反射活动，重建正常运动模式，其次才是加强肌肉力量的训练
康复应与治疗并进	中风的特点是"障碍与疾病共存"，采取个体化的方案，循序渐进。除运动康复外,尚应注意言语、认知、心理、职业与社会等的康复。已证实一些药物，如溴隐亭等对肢体运动和言语功能的恢复作用明显，巴氯芬对抑制痉挛状态有效，由小剂量开始，可选择应用。可乐定、哌唑嗪、苯妥英钠、安定、苯巴比妥、氟哌啶醇对急性期的运动产生不利影响，故应少用或不用
强调康复是持续过程	严密观察中风患者有无抑郁、焦虑，它们会严重地影响康复进行和功效。要重视社区及家庭康复的重要性

5 运动功能的康复

★ 急性期（早期卧床期）康复

保持良好体位，进行被动运动，床上运动训练和开始日常生活活动能力（ADL）训练。训练应循序渐进，基本程序如下：

● 正确的卧位姿势：患侧卧位、健侧卧位、仰卧位（过渡性、时间不宜过长）

保持良好的肢体位置　良好肢位——是将患侧肢体置于抗痉挛的位置。换言之，就是正确的肢体摆放。

在急性期患者大部分时间在床上过，床上正确的体位摆放是预防关节挛缩、变形的重要措施之一。有仰卧位、患侧卧位、健侧卧位。

尽可能少采用仰卧位，因为这种体位异常活动最强；使偏瘫侧骨盆后旋，患侧下肢外旋，同时也增也加了骶尾部、足跟外侧和外踝处褥疮的发生。作为一种替换体位或者患者需要这种体位时采用。

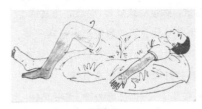
仰卧位

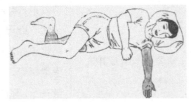
患侧卧位

患侧卧位是所有体位中最重要的体位。该体位增加了知觉刺激，并使整个患侧上肢被拉长，从而减少痉挛；另一个明显的好处是健手能自由活动。

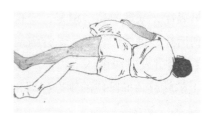

健侧卧位

患侧上肢：放松前伸，放于枕头上，高于心脏，肩前伸，肘伸直，腕背伸，五指伸展。患侧下肢：在前稍屈曲放于软枕上，健腿在后自然屈曲。

● 床上坐位：首先要保持患者躯干的直立，为此可以用大枕垫于身后，髋关节屈曲 90°，双上肢置于移动小桌上，防止躯干后仰，肘及前臂下方垫枕，以防肘部受压。

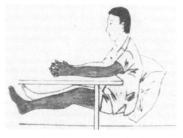

床头柜应放在偏瘫侧

保持床上正确的坐姿较为困难，当床上不可避免要坐位时，必须选择正确的直立坐位姿势。

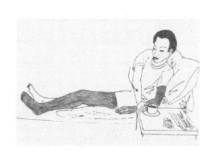

无论病人坐位或卧位取物时，床头柜的放置；护理者或家属看望病人，与病人交谈时均应放在或站在患者的偏瘫侧，这样视觉、听觉均来自病侧，有利于引起病人对患侧的注意，从而促进大脑认知功能的恢复和意识到患肢的存在，可加强康复训练。

● 维持关节活动度的训练：应早期开始，急性期可在病房实施。一般每天做两次，每次 10 ~ 20 分钟。做各关节及各方位的运动 2 ~ 3 次。

● 正确的椅子及轮椅上的坐姿：与卧床相比，坐位有利于躯干的伸展，可以达到促进全身身体及精神状态改善的作用。因此

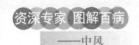

在身体条件允许的前提下，应尽早离床，采取坐位。但是，坐位时只有保持正确的坐姿，才能起到治疗和训练的目的。治疗者应该随时观察患者的坐姿，发现不良坐姿并及时纠正。

● 转移动作训练：可分为床上的转移（仰卧位的侧方移动和翻身），床上起坐、自床向轮椅的转移、起立等。

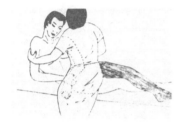
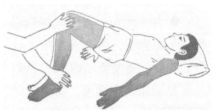

帮助患者在床上正确地坐起　　　　床上活动——桥式运动

桥式运动目的在于早期训练双上肢负重，利于上肢功能的恢复，同时桥式运动时腰背肌的收缩及髋关节的伸展，可稳定髋关节及脊柱，训练骨盆的控制能力，诱发下肢的分离运动，缓解躯干、下肢痉挛，有利于早期下地及步行；另一好处是提高床上生活自理能力，减轻护理人员的工作强度。熟练的桥式运动利于便盆的放置，给卧床的病人带来生活上的方便。

翻身是最有治疗意义的活动，它能刺激全身的反应和活动。

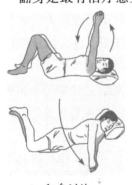
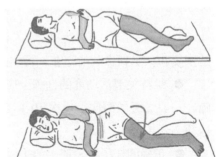

翻身训练　　　　　　　　　　健腿翻身法

促进血液循环，预防肺部感染和泌尿系感染，预防压疮的发生和预防关节挛缩，变性等并发症；在康复方面翻身，尤其是躯干的旋转，不仅是抑制全身张力的有效反复法，还能在张力正常之后增进主动控制。一般患者采用摆动翻身和健腿翻身方法。

● 上肢自我主动辅助训练：肩部及肩关节的活动性在很大程度上影响上肢运动功能的恢复，因此必须从早期采取措施，既能对容易受损的肩关节起到保护作用，又能较好地维持其活动性。主要应用 Bobath 握手的方法进行练习。

● 活动肩胛骨：活动肩胛骨可以在仰卧位和健侧卧位或坐位下进行。

★ 恢复期康复

● 上肢功能训练：在这个阶段应通过运动疗法和作业疗法相结合的方式，将运动疗法所涉及的运动功能通过作业疗法充分应用到日常生活中，并不断训练和强化，使患者恢复的功能得以巩固。因此,这个时期运动疗法师和作业疗法师应密切的配合，确定患者所存在的关键问题，充分理解训练内容和项目的主要目的。

● 下肢功能训练:恢复期下肢功能训练主要以改善步态为主。具体的训练方法有：踝关节选择性背屈和跖屈运动、双下肢做步行状、自立位向前迈出患侧下肢，患侧下肢负重及平衡能力，向后方迈步，骨盆及肩胛带旋转。

6 感觉障碍的康复

很多偏瘫患者在运动障碍同时伴有感觉障碍，出现感觉丧失、迟钝、过敏等，会严重影响运动功能。因此若将感觉训练、运动训练截然分开收效甚微，必须建立感觉－运动训练一体化的概念。

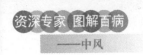

在偏瘫恢复初期，往往把训练和恢复的重点放在运动功能方面，这是一个误区，治疗者应该对运动障碍和感觉障碍给予同等重视并加以训练。

★ 上肢运动感觉功能的训练

经常使用木钉盘，如将木钉盘上的木钉稍加改造，如在木钉外侧用各种材料缠绕，如砂纸、棉布、毛织物、橡胶皮、铁皮等，在患者抓握木钉时，通过各种材料对患者肢体末梢的感觉刺激，提高其中枢神经的知觉能力，就可以使运动功能和感觉功能同时得到训练。

★ 患侧上肢负重训练

患侧上肢负重训练是改善上肢运动功能的训练方法之一。这种运动不仅对运动功能有益，对感觉功能也有明显的改善作用。

7 痉挛的康复

痉挛的治疗和康复是综合的，需采取多方面措施。

药物治疗	痉挛的药物治疗主要是使用具有减轻痉挛作用的抗痉挛药。抗痉挛药物按作用部位不同，分为中枢性抗痉挛药及周围性抗痉挛药，前者有安定、松得乐、巴氯芬；后者有硝苯呋海因
运动疗法	牵张法，反射学抑制肌张力的方法，姿势反射法
物理疗法	包括温热治疗、寒冷疗法、振动疗法、电刺激等

生物反馈治疗	临床上常用于促进手关节掌屈和背屈肌治疗，及针对踝关节内翻尖足的胫前肌及腓骨肌的治疗
痉挛肌神经干阻滞法	在痉挛肢体的末梢神经干或痉挛肌的运动点，经皮注入酚剂阻滞传导
支具治疗	其中常用支具有针对手指屈曲、腕掌屈曲痉挛的分指板
手术治疗	目的是矫正因长期痉挛导致的关节挛缩变形，改进运动功能。常用于矫正尖足和矫正足趾屈曲挛缩
肉毒毒素局部注射法	可根据肌张力增高的肌肉按解剖定位来确定肌内注射部位，大块肌肉选择 3～4 个注射点

8 失语症的康复

中风后的失语症可有许多类型。每一个类型都有它特殊的表现，例如接受或表达上的障碍，康复时要根据这些症状设计方案进行。失语症的康复方法也有多种。有一种是刺激疗法，即通过对各种感官的言语刺激，例如要学会"苹果"二字时，可写出苹果，读出苹果，呈现苹果，最后还可尝尝苹果味，多感官刺激，重复刺激，要有足够的听刺激。如有需要还可对引出的反应进行矫正，进行鼓励、赞扬使之强化。要从听、说、读、写四方面来训练患者，由简到繁，由易到难，从词句、短句到长句，循序渐进。如患者有构音障碍、找词困难、语句表达障碍、听理解困难、阅读或书写困难等。还可以从这些方面进行训练。

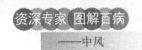

9 构音障碍的康复

代偿性技术	理解能力存在，可用代偿性技术。提示患者说话要慢，并辅以呼吸支持疗法常可获效
交流板沟通治疗	为严重患者而设计
电子交流盘治疗	通过计算机作用，有数字化语言或在键上印有生活常用的需求语，只要按键即可有言语、表达需求
手术	中风时软腭麻痹而出现鼻音言语，可通过软腭修复术等手术治疗

10 吞咽障碍的康复

脑血管疾病继发的吞咽障碍已越来越被重视，因为吞咽障碍对患者营养的维持、疾病的康复以及生活质量都有很大影响。

尽管急性脑血管疾病的吞咽障碍 85% 以上经过治疗可恢复或减轻，但治疗如不及时，丧失了恢复的最佳时机，可导致终身鼻饲进食。因此对急性脑血管疾病有吞咽障碍的患者应尽早撤离鼻饲，进行吞咽功能的训练。口腔期障碍训练有口腔周围的自主及被动运动、舌肌运动、冰块按摩皮肤、冰块按摩咽喉等或湿热刺激发声训练；咽喉期麻痹训练有侧卧吞咽、边低头边吞咽、空气或唾液吞咽训练、小口呼吸、咳嗽、哼唱等。

无论间接还是直接的吞咽障碍训练，患者体位都尤为重要。因为颈部前屈位易引起吞咽反射，而躯干向后倾斜可防止误咽，还能促进吞咽功能的恢复。

11 泌尿功能障碍的康复

有膀胱功能障碍者均应测残余尿量，残余尿 <50ml，尿失禁，定时小便程序；残余尿 >50ml，逼尿肌正常或反射高，定时小便程序，监测残余尿量；残余尿 >50ml，逼尿肌低反射性，间歇性导尿；残余尿 >50ml，尿道出口阻塞，泌尿科处理。

12 废用综合征

废用综合征是由于机体处于不活动状态而产生的继发障碍。

★ **局部废用综合征**

● 废用性肌无力及肌萎缩：每天做几十分钟锻炼，所用肌力宜为机体最大肌力的 20% ~ 30%，而用神经肌肉电刺激也可能预防或减轻肌无力和肌萎缩。

● 关节挛缩：防治的主要措施是：①定时变换体位。②保持良好肢位。③被动关节活动。④自主或被动关节活动。⑤机械矫正训练。⑥抑制痉挛治疗（如 Bobath 法、PNF 法）。

● 废用性骨质疏松：防治方法有负重站立，力量、耐久和协调性的训练，肌肉等长、等张收缩等。

★ **全身废用引起的症状及治疗**

● 位置性低血压(直立性低血压)：防治方法有定时变换体位；下肢、腹部用弹性绷带促使血液回流增加；健肢、躯干、头部做阻力运动，增加心搏出量；睡眠时，上身略高于下身；平卧时头高于足等。最重要的是尽可能避免长期卧床，尽可能早期开始坐位训练。

● 静脉血栓形成：防治措施是早期活动肢体，抬高下肢位置，用弹性绷带促进静脉回流，也可用按摩协助静脉回流，严重者则

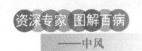

可使用抗凝剂如华法令（Warfarin）、肝素（Heparin）以及阿司匹林（Aspirin）。必要时行手术治疗。

● 精神、情绪及认知的改变：防治的方法是鼓励患者与医务人员、其他患者及家庭成员多接触，完整社会心理及参与社会活动，可作些娱乐性治疗。

● 其他：心脏、消化道、内分泌、水电解质、代谢及营养等改变，根据情况对症处理。

13 肩关节半脱位

在患者上肢处于弛缓性瘫痪时，保持肩胛骨的正确位置是早期预防肩关节半脱位的重要措施。治疗有：①按照肩关节的肩胛骨的正确位置及肱骨头在肩关节腔内位置进行纠正，恢复肩部的固定机制。②通过逐步递加强度刺激，直接促进与肩关节固定有关的肌群的活动。③在不损伤肩关节及周围组织的条件下，做被动无痛性全关节活动。

14 肩手综合征

原则是早期发现，早期治疗，特别是发病 3 个月内是治疗最佳时期。方法有：

（1）防止腕关节掌屈。

（2）向心性缠绕压迫手指。

（3）冰水浸泡法。

（4）冷水 – 温水交替浸泡法。

（5）主动和被动运动。

建议：

（1）重视早期康复 早期康复对于预防并发症、改善功能非常重要，特别是早期床旁的康复如患肢的保护、被动活动等，这些方法简单实用，很容易掌握，也非常有效，建议各医院能充分重视。

（2）强调持续康复 应该指出的是，有些功能障碍是要遗留很长时间的，甚至终身遗留。因此，建议能建立起由综合医院急性期到社区医疗的持续康复体系，与国际上目前脑血管疾病康复方案相似，使患者享受到完整的康复。

（3）重视心理康复 脑血管疾病患者的心理疾患非常突出，但往往会被忽略，心理疾患对患者的功能恢复非常不利，一定要高度重视，积极治疗。

（4）重视家庭成员的参与 患者最终要回归家庭，因此家庭成员对患者恢复起非常重要的作用，应该让家庭成员充分了解患者的情况，包括功能障碍、心理问题，以便能相互适应，还应掌握一定的康复手段，为患者进行必要的康复训练。

15 急诊常规护理

脑血管疾病患者的急诊常规护理包括：

（1）有条件者移入神经内科重症监护病房（NICU）进行观察和救治。

（2）观察意识和瞳孔变化。定时呼唤患者或进行疼痛刺激，以了解患者的意识状况；通过观察瞳孔变化以判断是否有脑疝。

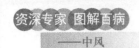

（3）观察呼吸频率、节律、幅度，口唇及四肢末端颜色；保持头呈侧位；机械通气者应调整好呼吸机各项指标及观察运转情况，定时吸痰，以保持呼吸道通畅，必要时给予吸氧。

（4）定期监测血压及观察四肢末端温度和颜色。

（5）进行心电监护以观察心率、节律和心电图的各种波幅变化。

（6）建立和保持输液通道，以保证随时应用药物。

（7）必要时留置胃管、尿管。

16 昏迷的护理

脑血管疾病患者出现昏迷时提示病情危重，其护理质量关系到抢救的成功率。因此，昏迷的护理在脑血管疾病患者急性期的救治中起着重要的作用。

★ **常规护理**

（1）生命体征的观察　定时测量和记录体温、脉搏、呼吸和血压的变化。

（2）专科情况的观察　观察患者对外界刺激和言语信号的反应，以及肢体对疼痛刺激的反应，记录意识、瞳孔和眼球运动的变化。

（3）保持室内温度和湿度，防止患者着凉并发呼吸道感染；定时进行通风和紫外线空气消毒，防止病房内交叉感染。

★ 预防并发症

皮肤护理	将患者放置于气垫床上,做到床单平整,清洁,无皱褶,中单下放置橡皮布,防止尿便污染,保持皮肤干燥和清洁。骶尾部、双侧髂骨、外踝及枕骨等骨骼突出部位放置气枕或气圈。每 1～2 小时翻身 1 次,对于受压部位的皮肤定时使用 50％ 乙醇按摩,防止压疮发生
眼部护理	双眼或单眼闭合受限者用凡士林油纱覆盖,防止异物落入;定时涂以 0.5％ 金霉素眼膏,防止角膜溃疡;双侧眼睑结膜水肿者,定时用 0.25％ 氯霉素眼液滴眼,防止感染
口腔护理	外用生理盐水棉球擦拭口腔,每日 3～4 次。出现口腔炎症者给予 1：5000 呋喃西林液清洁口腔;出现口腔黏膜白色分泌物者,提示有真菌感染,给予 4％ 碳酸氢钠溶液清洁口腔;出现口腔溃疡者,给予 1％ 双氧水清洁创面,并行紫外线照射治疗
保持呼吸道通畅	尽量采取侧卧位,平卧位时头应偏向一侧,以防止舌后坠和分泌物阻塞呼吸道;有分泌物和呕吐物时应立即用吸引器吸干净,防止误吸和窒息
预防泌尿系统感染	尿失禁或尿潴留的患者应给予气囊式留置尿管,每 4 小时开放 1 次;每日使用 1：5000 呋喃西林液 250ml 冲洗膀胱 1～2 次;每日冲洗会阴部 1 次;每周更换一次性尿袋两次
饮食护理	给予鼻饲匀浆饮食,每日热量维持在 1500～2000 卡,液体量保持在 2000～2500ml。每餐注入匀浆前应抽取少量胃液,观察是否有上消化道出血的存在。每 2～4 周更换鼻饲管一次
持大便通畅	对于应用缓泻剂仍不能排便的患者,隔日给予开塞露纳肛促进排便,仍不能奏效者可给予小剂量低压不保留灌肠

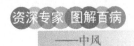
★ 康复性护理

基本体位	患者平卧位时，头部与躯干均应呈一条直线，面部略朝向偏瘫侧。肩部和髋部各用一个枕头稍垫高，使上肢保持稍外展位，肘关节在枕头上伸展。下肢伸直，膝关节稍屈曲，足底放置支架、沙袋或棉垫。侧卧位时，瘫痪侧上肢保持肩外展位，上肢保持伸肘、伸腕和伸指姿势；下肢保持适当屈髋和屈膝体位，在膝关节处和外踝处置气枕，保持足背屈的体位。每2小时给予患者翻身一次，侧卧位时可在肩部和腰部放置枕头
肢体的被动活动	患者平卧，由护士对肢体的各个关节进行被动运动，定时进行肩部外展，屈髋膝关节，伸屈肘关节、腕关节、指关节、膝关节和踝关节，各个关节活动每日3～5次，每次20分钟
促醒护理	经常呼唤患者的名字，给予言语信号刺激；定期指导家人对患者肢体和全身皮肤进行按摩，增加外界刺激；给予患者双耳放置袖珍收放音机的耳机，以言语和音乐共同促醒

17 瘫痪的护理

瘫痪是脑血管疾病患者最常见的症状，正确护理有利于预防并发症和肢体功能的恢复。

★ 偏瘫的护理

（1）根据患者偏瘫侧肢体肌力的情况制定护理等级，注意偏瘫侧肢体的正确体位，保持大关节和手的功能位。

（2）肌力在Ⅳ级左右的患者，可以在扶持下行走，给予一级护理扶持入厕，并注意预防摔跤。

（3）肌力在Ⅲ级以下的卧床患者需放置床档，以防患者自行翻身或坐起时坠床。

（4）对偏瘫侧肢体肌力Ⅲ级以下的患者，应定时协助翻身和进行肢体被动运动。

（5）对意识清楚患者，每日协助保持坐位数次，如为右侧肢体偏瘫患者，应训练左手使用餐具或练习写字。

（6）根据患者意识和肌力情况可在发病后数天后进行肢体功能锻炼；脑出血患者一般应严格卧床 2 ~ 4 周，在发病 1 周左右，如病情允许，可在床上进行肢体康复训练。

（7）对于合并失语的患者每日可进行简单的言语训练。

（8）对于情绪低落的患者应积极开展心理护理，鼓励患者进行肢体功能锻炼，并训练生活自理的能力。

★ 四肢瘫痪的护理

（1）保持正确的体位，平卧时在肩部和髋部放置枕头或棉垫，侧卧位时使上肢呈肩关节外展、肘关节和腕关节伸直的姿势，下肢稍屈髋、屈膝和踝关节背屈。

（2）每 1 ~ 2 小时翻身 1 次，定时对骨隆起部位皮肤进行按摩。

（3）吞咽困难的患者给予鼻饲匀浆饮食，保证充足热量和水分的摄入。

（4）尿潴留或失禁者给予留置尿管，每 4 小时开放 1 次，每日冲洗膀胱 1 ~ 2 次，每周更换一次性尿袋 2 次。

（5）合并意识障碍的患者，注意头偏向一侧，做到定时叩背和吸痰，防止口腔内分泌物或呕吐物误吸。

（6）每日上、下午对患者的肢体进行被动活动各 1 次，每个关节活动 3 ~ 5 次，每次活动时间为 10 ~ 20 分钟。

（7）意识清楚的患者每日可进行坐位训练数次，并根据患者的病情进行四肢瘫的早期康复训练。

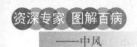

★ **球麻痹的护理**

（1）对于构音障碍者，应耐心听其表达，必要时请其用文字表达。

（2）对于呛咳者，应教会患者或其家属如何进食，如用吸管饮水、进食糊状食品，在坐位下饮水或进食。

（3）对于有吞咽困难者，应留置胃管给药和进食；在恢复期训练进食。

（4）口腔和鼻咽部分泌物较多者，应及时协助吐出或吸出。

（5）每2～4周更换鼻饲管1次。

18 上消化道出血的护理

上消化道出血是脑血管疾病患者常见的合并症。小量出血时仅表现为呕吐或胃管内抽出咖啡样胃内容物，大量出血时可呕吐鲜血，并可能出现失血性休克，应给予紧急处理。

（1）患者平卧，头偏向一侧，小量出血患者下颌处放置一次性垫巾、弯盘，大量呕血的患者床旁准备洗脸盆或水桶，收集呕吐物。

（2）定时测量和记录脉搏、血压、心率，有心率加快者可给予低流量吸氧。

（3）出血期间禁食、水、药，对于大量呕血的患者迅速建立静脉通道，有血压下降者配合医生进行抗休克治疗。

（4）对于出血量较大的患者立即检查血常规、血型和做交叉配血试验。

19　压疮的护理

压疮是脑血管疾病患者因护理不当最常发生的并发症，易在发病后 24 小时之内和第二～第四周发生，可引起严重感染加重病情。因此防治压疮对于患者的护理来讲显得尤为重要。

★ **预防压疮的皮肤护理**

（1）对于偏瘫或四肢瘫痪的患者严格执行每 1～2 小时翻身 1 次的制度，做到动作轻柔，严禁在床上拖拉患者，以免发生皮肤擦伤。

（2）保持床单平整，做到无皱褶、无渣屑，及时更换被尿便污染的尿布或中单。

（3）保持皮肤清洁，每日上下午背部护理 1 次，每周床上擦澡 1～2 次，在翻身时对骶尾部和骨隆起部位进行按摩。

（4）对于易受压部位或骨隆起部位可放置气枕或气圈，有条件者可使用气垫床或自动翻身床。

★ **压疮的护理**

（1）当受压部位出现皮肤发红、肿胀变硬时，应避免该部位继续受压，局部涂以 2% 的碘酒或 0.5% 的碘伏，每日数次。

（2）当皮肤发红区出现水泡时，在无菌操作下抽出水泡内液体，保持表皮完整贴敷，局部涂以的 0.5% 的碘伏，每日数次，保持创面干燥。

（3）当水泡部位出现表皮破损时，局部涂以 0.5% 的碘伏，每 4 小时 1 次；创面可用新鲜鸡蛋内皮贴敷，促进表皮愈合，并给予红外线灯照射，上下午各 1 次，每次 15～20 分钟。

（4）当表皮出现坏死，形成溃疡，面积逐渐扩大，并深达皮下组织时，局部给予 3% 双氧水去除腐烂组织，再用生理盐水清

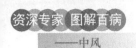

洁创面，局部涂以 0.5% 的碘伏，保持创面干燥。每日换药 1 次，每次换药时用 75%乙醇消毒周围皮肤。

（5）当溃疡深达肌肉组织时，需做局部清创手术，术前对创面分泌物做细菌培养和药物敏感试验，术后全身应用抗生素，创面用凡士林油纱覆盖，每日定时换药。

勿忘中医
——中风的中医辨证治疗 | 第九章

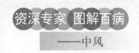

1 中风的中医病因

中医对中风的定义是：中风猝然昏倒，不省人事，口眼㖞斜，半身不遂，语言不利为主症的病症。病轻者可无昏仆。

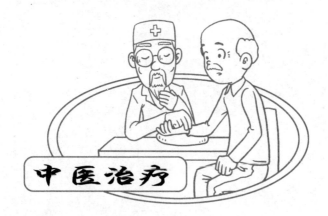

主要病因是

● 内伤积损：素体阴亏血虚，阳盛火旺，或年老体衰，肝肾阴虚，阴虚阳亢，气血上逆，上蒙神窍，突发本病。

● 劳欲过度：烦劳过度，阳气暴张；或因纵欲伤肾，水不制火，阳亢风动。

● 饮食不节：嗜食肥甘醇酒厚味，使脾失健运，酿生痰湿或痰热，热极生风，终致风火痰热内盛，窜犯络脉，上阻清窍。

● 情志所伤：肝气不舒，气郁化火，阴精暗耗，阳亢风动。复因忧郁恼怒，导致肝阳暴亢，心火暴甚，气血上冲于脑，神窍闭阻，遂致卒倒无知。

● 气虚邪中：气血不足，脉络空虚，风邪乘虚入中，气血痹阻。

病位：主在心脑，与肝肾脾关系密切。

多属本虚标实。肝肾阴虚，气血衰少为致病之本，风、火、痰、气、瘀为病之标，两者可互为因果。

● 中经络和中脏腑的转化：初起中经络者，正气虚而不甚，邪虽盛而病位浅，病情尚轻。初起即显中脏腑者，邪气炽盛，正气渐衰，病位较深，病情危重。两者之间可相互转化。

● 中脏腑闭证脱证的互相转化：如闭证风阳痰火炽盛，进一步耗伤阴精，阴虚及阳，阴竭阳亡，出现脱证。脱证元气得固后，又可转为邪气内闭清窍的闭证。

2　辨证要点

● 辨中经络、中脏腑

（1）中经络者虽有半身不遂、口眼歪斜、语言不利，但意识清楚。

（2）中脏腑则昏不知人，或神志昏糊、迷蒙，伴见肢体不用。

● 中脏腑辨闭证与脱证

（1）闭证属实，因邪气内闭清窍所致，症见神志昏迷、牙关紧闭、口噤不开、两手握固、肢体强痉等。闭证常见于骤起。

（2）脱证属虚，乃为五脏真阳散脱，阴阳即将离决之候，临床可见神志昏聩无知、目合口开、四肢松懈瘫软、手撒肢冷汗多、二便自遗、鼻息低微等。脱证由闭证恶变转化而成。并可见内闭外脱之候。

● 闭证当辨阳闭和阴闭

（1）阳闭有瘀热痰火之象，如身热面赤、气粗鼻鼾、痰声如拽锯、便秘溲黄、舌苔黄腻、舌绛干，甚则舌体蜷缩，脉弦滑而数。

（2）阴闭有寒湿痰浊之征，如面白唇紫、痰涎壅盛、四肢不温、

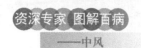

舌苔白腻、脉沉滑等。

● 辨病期

根据病程长短，分为三期。

（1）急性期为发病后 2 周以内，中脏腑可至 1 个月。

（2）恢复期指发病 2 周后或 1 个月至半年内。

（3）后遗症期指发病半年以上。

● 辨真中和类中

（1）在外邪侵袭而引发的中风，称为外风，又称真中风或真中。

（2）无外邪侵袭而发病者称为内风，又称类中风或类中。

3 中医治疗原则

● 中经络以平肝熄风，化痰祛瘀通络为主。

● 中脏腑

（1）闭证，治当熄风清火，豁痰开窍，通腑泄热。

（2）脱证急宜救阴回阳固脱。

（3）对内闭外脱之证，则需醒神开窍与扶正固脱兼用。

● 恢复期及后遗症期，多为虚实兼夹，当扶正祛邪，标本兼顾，平肝熄风，化痰祛瘀与滋养肝肾，益气养血并用。

4 辨证治疗

★ **中经络**

● 风痰入络证

肌肤不仁，手足麻木，突然发生口眼㖞斜，语言不利，口角流涎，舌强语謇，甚则半身不遂，或兼见手足拘挛，关节酸痛等症，舌苔薄白，脉浮数。

治法：祛风化痰通络。

代表方剂：大秦艽汤、真方白丸子。

常用药：半夏、南星、白附子、天麻、全蝎、当归、白芍、鸡血藤。

加减：若手足麻木，肌肤不仁加指迷茯苓丸，以通利经络。

● 风痰瘀血，痹阻脉络

半身不遂，口眼㖞斜，舌强语謇或不语，偏身麻木，头晕目弦，舌质暗淡，舌苔薄白或口腻，脉弦滑。

治法：活血化瘀，化痰通络。

代表方剂：化痰通络汤。

常用药：半夏、茯苓、白术、胆南星、天竺黄、天麻、香附、丹参、大黄。

● 风阳上扰证（肝阳暴亢，风火上扰）

平素头晕头痛，耳鸣目眩，突然发生口眼㖞斜，舌强语謇或手足重滞，甚则半身不遂等症，舌质红苔黄，脉弦。

治法：平肝潜阳，活血通络。

代表方剂：天麻钩藤饮。

常用药：天麻、钩藤、珍珠母、石决明、桑叶、菊花、黄芩、山栀、牛膝。

● 阴虚风动证

平素头晕耳鸣，腰酸、突然发生口眼㖞斜，言语不利，半身不遂，舌质红，苔腻，脉弦细数。

治法：滋阴潜阳，熄风通络。

代表方剂：镇肝熄风汤加减。

常用药：白芍、天冬、玄参、枸杞子、龙骨、牡蛎、龟板、代赭石、牛膝、当归、天麻、钩藤。

● 痰热腑实证

参照中脏腑之痰热腑实证。

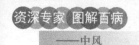

● 气虚血瘀证

参照后遗症之气虚血滞，脉络瘀阻证。

★ **中脏腑**

● 闭证

闭证的主要症状是突然昏仆，不省人事，牙关紧闭，口噤不开，两手握固，肢体强痉。

（1）阳闭

● 痰热腑实证

素有头痛眩晕，心烦易怒，突然发病，半身不遂，口舌㖞斜，舌强语謇或不语，神识欠清或昏糊，肢体强急，痰多而黏，伴腹胀，便秘，舌质暗红，或有瘀点瘀斑，苔黄腻，脉弦滑或弦涩。

治法：通腑泄热，熄风化痰。

代表方剂：桃仁承气汤、星蒌承气汤。

常用药：桃仁、大黄、芒硝、枳实、陈胆星、黄芩、全瓜蒌、桃仁、赤芍、丹皮、牛膝。

● 痰火瘀闭证

除上述闭证的症状外，还有面赤身热，气粗口臭，躁扰不宁，苔黄腻，脉弦滑而数。

治法：熄风清火，豁痰开窍。

代表方剂：羚羊角汤、羚羊钩藤汤。另可服至宝丹或安宫牛黄丸。

常用药：羚羊角、钩藤、珍珠母、石决明、胆星、竹沥、半夏、天竺黄、黄连、菖蒲、郁金。

● 风火闭窍

突然昏仆，不省人事，半身不遂，肢体强痉，口舌㖞斜，两目斜视或直视，面红目赤，口噤，项强，两手握回或拘急，甚则抽搐。舌质红或绛，苔黄燥或焦黑。

治法：清热熄风，醒清开窍。

代表方剂：天麻钩藤饮合紫雪丹或安宫牛黄丸鼻饲。

（2）阴闭（痰浊瘀闭证）　除上述闭证的症状外，还有面白唇暗，静卧不烦，四肢不温，痰涎壅盛，苔白腻，脉滑缓。

治法：化痰熄风，宣郁开窍。

代表方剂：涤痰汤。另用苏合香丸。

常用药：半夏、茯苓、橘红、竹茹、郁金、菖蒲、胆星、天麻、钩藤、僵蚕。

● 脱证（阴竭阳亡）

突然昏仆，不省人事，目合口张，鼻鼾息微，手撒肢冷，汗多，大小便自遗，肢体软瘫，舌痿，脉细弱或脉微欲绝。

治法：回阳救阴，益气固脱。

代表方剂：参附汤合生脉散加味。亦可用参麦注射液或生脉注射液静脉滴注。

常用药：人参、附子、麦冬、五味子、山萸肉。

★ 后遗症／恢复期

● 半身不遂

（1）气虚血滞，脉络瘀阻　半身不遂，肢软无力，伴患侧手足水肿，语言蹇涩，口眼㖞斜，面色萎黄，或暗淡无华，苔薄白，舌淡紫，或舌体不正，脉细涩无力。

治法：补气活血，通经活络。

代表方剂：补阳还五汤加味。

常用药：黄芪、桃仁、红花、赤芍、归尾、川芎、地龙、牛膝。

（2）肝阳上亢，脉络瘀阻　半身不遂，患侧僵硬拘挛，兼见头痛头晕，面赤耳鸣，舌红绛，苔薄黄，脉弦硬有力。

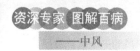

治法：平肝潜阳，熄风通络。

代表方剂：镇肝熄风汤或天麻钩藤饮。

● 肝肾亏虚证

半身不遂，患肢僵硬，拘挛变形，舌强不语，或偏瘫，肢体肌肉萎缩，舌红脉细，或舌淡红，脉沉细。

治法：滋养肝肾。

代表方剂：左归丸合地黄饮子加减。

常用药：干地黄、首乌、枸杞、山萸肉、麦冬、石斛、当归、鸡血藤。

● 语言不利

（1）风痰阻络　口眼㖞斜，舌强语謇或失语，半身不遂，肢体麻木，苔滑腻，舌暗紫，脉弦滑。

治法：祛风除痰，宣窍通络。

代表方剂：解语丹。

常用药：大麻、胆星、天竺黄、半夏、陈皮、地龙、僵蚕、全蝎、远志、菖蒲、桑枝、鸡血藤、丹参、红花。

（2）肾虚精亏　音喑失语，心悸、气短及腰膝酸软。

治法：滋阴补肾利窍。

代表方剂：地黄饮子去肉桂、附子，加杏仁、桔梗、木蝴蝶。

（3）肝阳上亢，痰邪阻窍　治法：平肝潜阳，豁痰开窍。

代表方剂：镇肝熄风汤或天麻钩藤饮加石菖蒲、远志、胆南星、天竺黄、全蝎。

● 口眼㖞斜

多属风痰阻络，治宜祛风、除痰、通络。

代表方剂：牵正散。

5　中风的转归及预后

　　中风的转归，取决于体质的强弱、正气的盛衰、病情的轻重及诊疗的正确与及时与否、调养是否得当等。

　　中脏腑若出现顽固性呃逆、呕血、厥脱，或见壮热、喘促、瞳仁大小不等者，病情危重，预后不良。

　　对年在四旬以上，经常出现头痛、眩晕、肢麻以及一时性语言不利，多属中风先兆。

第十章

斩草除根
——防治引起中风的疾病

1 预防脑血管疾病的基本原则

在教育民众预防脑血管疾病的活动中，下列各项内容是非常重要的：

★ 了解自己的血压

首先是有高血压病史的人应该经常测量血压，以便了解自己的血压变化、服药或换药后的效果，以及是否需调整药物剂量等。无高血压病史的中年人和小于 35 岁但有高血压家族史者也应该半年至一年测量血压一次。一旦确诊为高血压后，即应开始非药物治疗或药物治疗，并要持之以恒。

★ 定期体检

40 岁以上的人定期体检是非常必要的保健措施，一般每年检查一次为宜。可了解自己的心脏功能有无异常，特别是有无房颤或缺血性改变。同时也应检测血糖和血脂水平，发现异常后即应积极治疗。

★ 改变不健康的生活方式

不健康的生活方式包括：体力活动过少、休息时间不规律、膳食营养成分摄入不合理等。要教育人们注意采用健康的生活方式，多参加一些体育锻炼活动，注意劳逸结合。多吃一些含蛋白质、纤维素较高的食物和蔬菜、水果等，少吃盐和高脂饮食。

★ 克服不良习惯

吸烟、酗酒为不良习惯。吸烟肯定对健康有害，更容易引起脑血管疾病，应下决心彻底戒除。否则不但害己，而且影响他人的健康。饮酒要适度，不能过量。

2 首次中风后具有再发的高风险

二级预防是针对已经有中风症状或已发生中风后的病人而言，这些人需预防再次发生中风。概念和一级预防（即病因预防）是完全不一样的。

此时除了继续控制各种危险因素外，还需根据中风发生的不同原因预防再发。若为出血性中风则主要应以控制血压为主。缺血性中风则还需给予抗血小板药物或抗凝血药物及他汀类药物进行预防。使用的时机应在药物安全性无虑的情况下愈早开始愈好。例如某人发生中风住院，若已确诊为脑血管硬化引起，则医师会立即给予抗血小板药物及他汀类药物以预防中风的再次发生。

研究发现，缺血性中风患者再次发生中风的比例比普通人群高9倍。短暂性脑缺血发作后7天内发生中风的风险为8%～12%，1个月内发生中风的风险为11%～15%，90天内发生中风的风险则高达20%。中风发生后1年内，约有15%的人会因再次中风、心脏病发作而住院或死亡。中风后5年内，每100位患者中有30人会再次中风，死亡原因多为心肌梗死或缺血性中风。

再次中风发生后，后遗症及肢体残障往往要比第一次严重得多，其中约有25%的人因发生二次中风而导致死亡。因此，如何防止动脉粥样硬化血栓的形成，是预防再次发生中风的重要关键所在。

3 中风二级预防常用药物及其使用

（1）如服用抗高血压药物，通常从小剂量开始，然后按照说明书的推荐剂量即可。如使用氨氯地平（络活喜），剂量为5mg/d，每日一次。通常4～8周后血压仍不达标者，可再加用其他降压药。

（2）如服用他汀类药物（如立普妥），剂量为每次 20 ～ 40mg，每日一次。

（3）如果单独服用阿司匹林，剂量为 50 ～ 150mg/d，一次服用。

（4）也可服用小剂量阿司匹林（25mg）加潘生丁缓释剂（200mg）的复合制剂（片剂或胶囊），每日 2 次。

（5）抗血小板药物的选择以单药治疗为主，氯吡格雷（75mg/d）、阿司匹林（50 ～ 325mg/d）都可以作为首选药物；有证据表明氯吡格雷优于阿司匹林，尤其对于高危患者获益更显著。

（6）对于糖尿病患者或颅内小动脉疾病患者，西洛他唑可能是更好的选择（100 ～ 200mg/d）。与阿司匹林相比，西洛他唑的安全性更高。

（7）已明确诊断为非瓣膜性房颤诱发的心源性栓塞患者可服用华法令抗凝治疗，剂量为 2 ～ 4mg/d。因服用抗凝药有造成出血的风险，所以要求患者在服药期间一定要监测国际标准化比值（INR），此值应控制在 2.0 ～ 3.0 之间。如果附近医院没有监测 INR 的条件，则不能服用华法令，只能选用阿司匹林等药治疗。

（8）降糖药的使用，需谨遵医嘱。以空腹血糖及糖化血红蛋白都达标为佳。

✐ 中风后患者对血压的管理至关重要

中风无论是初发还是再次发作，高血压都是一种密切相关的危险因素。患者血压水平高于 160/100mmHg 可使中风再发的风险明显增加。首次中风后的患者，不论既往是否有高血压史，均需密切监测血压水平。急性期降压治疗应缓慢，以防止由于脑血流灌注不足引起的脑损伤。但在中风急性期（2 ～ 4 周）过后，

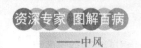
患者病情稳定时，在患者可耐受的情况下，最好能将血压降至140/90mmHg以下。所有高血压患者均应在改变不健康的生活方式基础上，合理选用降压药物并应坚持治疗。研究表明，舒张压保持在80mmHg以上时，每降低5mmHg，中风再发风险可降低15%。新近的研究表明，即使在140/90mmHg以下的血压，若大幅波动，也会导致较高的中风复发以及其他心脑血管问题。坚持每天多次测量血压有助于发现这种问题。对于那些血压波动较大的人，建议每天清晨醒来时测一次晨起血压，每日服用高血压药之前再测一次吃药前的血压。这样可以了解每天吃的降压药是不是能够把24小时的血压都能控制得很好。

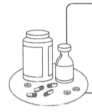

选用降压药的原则

①降压效果好，能使血压维持在正常水平；
②24小时平稳降压，避免一天中血压忽高忽低；
③安全性好，长期服用无肝肾毒性；
④无药物相互作用，便于联合用药。

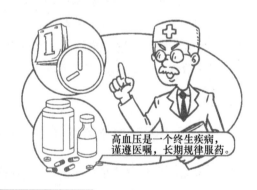

高血压是一个终生疾病，谨遵医嘱，长期规律服药。

违章八例

①情绪激动；　②大便秘结；
③过度疲劳；　④纳凉贪晚；
⑤饮食不当；　⑥滥用空调；
⑦嗜烟贪杯；　⑧血压骤降。

　　高血压的治疗目标主要是提高控制率，以减少中风等合并发症的发生。患者收缩压与舒张压的达标同等重要，且重点应放在收缩压的达标上。当血压水平 <140/90mmHg 时可明显减少中风的发生。

　　有糖尿病和肾病的高血压患者，降压目标应更低一些，以 <130/80mmHg 为宜。提倡健康的生活方式对预防高血压非常重要，是防治高血压必不可少的组成部分，对血压水平在正常高值的人群尤为重要。对于服用单药疗效不好的患者，可考虑联合用药或选用固定配方制剂。

走出降压治疗的误区

⊙不愿意服药：宁用保健品、降压帽、降压鞋、降压手表
⊙不难受不服药：没有症状不吃药，血压正常就停药
⊙不按医嘱服药：按广告服药、按图索骥或道听途说

合理膳食

⊙合理膳食可降低收缩压8~14mmHg
⊙原则：低盐、低脂肪、低热量

低盐饮食

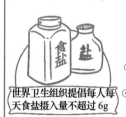

世界卫生组织提倡每人每天食盐摄入量不超过6g

⊙每天食盐多摄入 2g，收缩压和舒张压分别升高 2mmHg 和 1mmHg
⊙低盐饮食可降低收缩压 2~8mmHg

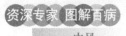

低脂肪饮食

⊙ 饱和脂肪酸对人体有害, 应减少摄入
· 减少动物脂肪摄入, 尤其注意隐蔽的动物脂肪, 如香肠、排骨
· 每人每天烹调用油 < 25g

⊙ 不饱和脂肪酸对人体有益, 应增加摄入
· 用橄榄油或菜子油代替其他烹调用油
· 每周吃 2 次鱼

选择低胆固醇食品

瘦肉　　鱼类

脱酯奶粉　牛奶

100g 的食品	胆固醇含量 (mg)
瘦猪肉	75
鲢鱼	58
带鱼	76
牛奶	40
脱酯奶粉	28

控制总热量

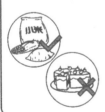

⊙ 主食每天 200g(女)、300g(男)

⊙ 粗粮、细粮搭配
· 一个星期吃 2~3 次粗粮
· 一定期吃些小米、玉米面、红薯等

⊙ 少吃甜食, 如点心等

多吃新鲜蔬菜和水果

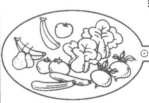

⊙ 每天最好吃 400g 蔬菜, 200g 水果

——防治引起中风的疾病

适量运动

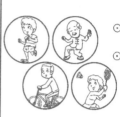

⊙ 规律的体育锻炼可降低收缩压
　4~9mmHg
⊙ 运动三原则

· 有恒：经常地、规律地运动
· 有序：循序渐进
· 有度：根据自身年龄和体质适度运动

运动的最佳形式：有氧运动

✗ 无氧运动

✓ 有氧运动

⊙ 特点
　· 强度低、有节奏、不中断、持续时间长
⊙ 有氧运动类型
　· 如步行、慢跑、游泳、骑车、爬楼梯、
　登山、打球、做健身操等

运动的适宜时间：傍晚

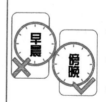

早晨 ✗

傍晚 ✓

⊙ 高血压患者常有晨间血压波动，早
　晨 4～6 点是恶性事件高发阶段
⊙ 早晨运动可能会使血压急剧升高，引
　发心脑血管事件
⊙ 老年人最好选择傍晚进行锻炼

如何控制体重

⊙ 避免高脂肪、高胆固醇食物
　如肥肉、动物内脏
⊙ 避免过多摄入糖、饮料和点心
⊙ 避免快餐食品，如薯条、炸鸡
⊙ 多吃蔬菜、粗粮和水果
⊙ 坚持规律运动

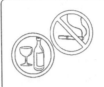

为什么要戒烟限酒

⊙ 吸烟使心脏病的危险增加
   2 ～ 4 倍
⊙ 限酒可降低收缩压
   2-4mmHg

保持心理平衡

⊙ 得了高血压要重视，但不要紧张
⊙ 平时要保持乐观的心情，知足常乐
⊙ 注意缓解精神压力和紧张情绪

措施	目标
减重	减少热量，膳食平衡，增加运动，BMI 保持在 20 ～ 24
膳食限盐	北方首先将每人每日平均食盐量降至 8g，以后再降到 6g，南方可控制在 6g 以下
减少膳食脂肪	总脂肪 < 总热量的 30%，水果 100g，肉类 50 ～ 100g，鱼虾类 50g 蛋，蛋类每周 3 ～ 4 个，奶类每日 250g，每日食油 20 ～ 25g，少吃糖类和甜食
增加及保持适当的体力活动	如运动后感觉自我良好，且保持理想体重，则表明运动量和运动方式合适
保持乐观心态和提高应激能力	通过宣教和咨询，提高人群自我防病能力。提倡选择适合个体的体育、绘画等文化活动，增加老年人社交机会，提高生活质量
戒烟、限酒	不吸烟，限酒，嗜酒者男性每日饮酒精 <20 ～ 30g，女性 <15 ～ 20g，孕妇不饮酒

高血压的药物治疗原则及药物选用临床参考

临床用药分类	适应证	禁忌证
利尿剂	主要用于轻中度高血压，适用于老年高血压或合并心力衰竭者	痛风患者禁用：糖尿病、高血脂患者慎用
β受体阻滞剂	用于轻中度高血压，适用于心率较快的中青年或者合并心绞痛时	心脏传导阻滞、哮喘、慢性阻塞性肺疾病和周围血管病禁用
钙拮抗剂	用于各种程度高血压，适用于老年高血压或合并稳定型心绞痛时	心力衰竭、心脏传导阻滞（禁用非二氢吡啶类）
血管紧张素转化酶抑制剂（ACEI）	适用于高血压合并糖尿病，或者合并心功能不全或肾脏损害者	妊娠、肾动脉狭窄、肾衰者禁用
血管紧张素Ⅱ受体拮抗剂	同ACEI，主要用于发生干咳者	同ACEI
复方制剂	可用于轻、中度高血压	

药物治疗开始后患者的随诊及建议：

建议：

（1）进一步加强宣传教育力度，努力提高居民预防中风的意识，主动关心自己的血压；建议≥35岁者每年测量血压1次，高血压患者应经常测量血压（至少每2～3个月测量1次），以调整服药剂量。

（2）各级医院应尽快建立成年人首诊测量血压制度。

（3）各地应积极创造条件建立一定规模的示范社区，定期筛查人群中的高血压患者并给予恰当的治疗和随诊。

（4）对于早期或轻症患者首先采用改变生活方式治疗，3个月效果仍不佳者应加用抗高血压药物治疗。

5 如何防治动脉粥样硬化血栓形成

抗血小板药物和他汀类药物已经被证明有助于降低动脉粥样硬化血栓形成患者再次发生此类事件的危险。抗血小板药物预防血液中的血小板黏附在一起形成血栓，血小板能帮助修复破裂斑块的细胞而预防形成血栓。他汀类药物能稳定动脉粥样硬化斑块，使之延缓进展并预防血栓形成。

既然动脉粥样硬化性血栓形成与血小板的激活、聚集有密切关系；抑制血小板聚集无疑可降低血栓形成的风险，从而预防中风的远期复发。而他汀类药物也可以延缓动脉粥样硬化的进程，预防脑血栓形成。所以，在缺血性中风的二级预防中他汀类药物和抗血小板治疗即是重中之重。另外，由于血管内皮损伤是动脉粥样硬化发生的始动环节，所以在抗血小板药物治疗的同时，还应积极使用他汀类药物（如立普妥等），防止血管壁的损伤，才能更好地预防血栓形成。

在抗血小板药物治疗中，阿司匹林、氯吡格雷、西洛他唑等是常用的口服药物（注：具备国际国内临床循证医学证据的阿司匹林、氯吡格雷、西洛他唑的专利产品药物名称分别为拜阿司匹林、波立维、培达）。阿司匹林不可逆性抑制血小板环氧化酶 –1，从而阻止血栓烷 A_2 的形成。西洛他唑是磷酸二酯酶Ⅲ（PDE Ⅲ）抑制剂，可抑制 PDE 活性和阻碍环磷酸腺苷（cAMP）降解及转化，具有抗血小板、保护内皮细胞、促进血管增生等药理学作用。氯吡格雷属于噻吩吡啶类衍生物，不可逆地抑制血小板二磷酸腺苷 ADP 受体，从另一条通路来抑制血小板聚集。氯吡格雷是一种常用的抑制血小板聚集的口服片剂。过去 10 多年中超过 13 万患者的多项大型临床研究及全球超过 120 万患者的临床应用，充分证实了氯吡格雷对心脑血管及外周动脉等动脉粥样硬化血栓形成事件的疗效及安全性。氯吡格雷可有效抑制血小板黏附聚集，防止血栓的形成，促进血流通畅，可降低发生心肌梗死或外周动脉粥样硬化性血栓形成的危险，减少中风复发的机会。美国、欧洲及中国脑血管疾病防治指南都将氯吡格雷作为预防中风再发的推荐药物之一。2010年中国缺血性中风二级预防指南中指出：与阿司匹林相比，氯吡格雷在预防血管性事件发生方面优于阿司匹林。对高危患者（曾发生中风、外周动脉疾病、症状性冠状动脉疾病或糖尿病），其效果可能更加明显。

西洛他唑是一种新的抗血小板药物，自1997年在中国上市以来一直是治疗外周动脉疾病的首选药物。2008年国家食品药品监督管理局批准西洛他唑增加新适应证即"预防脑梗死复发（心源性脑梗死除外）"。近期在中国完成的一项多中心临床研究证实，西洛他唑治疗组中风复发的风险比阿司匹林组降低了38.1%，而阿司匹林组颅内出血事件的发生数显著高于西洛他唑组。《中国脑血管疾病防治指南》和《临床诊疗指南——神经病学分册》也已将西洛他唑列为预防脑梗死复发的推荐药物之一。

此外，西洛他唑可有效抑制糖尿病患者颈动脉内膜肥厚，预防无症状脑梗死的发生。还可使糖尿病患者中风复发的相对危险性下降64.4%。同时西洛他唑还是治疗糖尿病患者外周动脉疾病的首选药物，对于糖尿病患者是获益更大的抗血小板药物。总之，西洛他唑与传统的抗血小板药物不同，不仅可减少血小板聚集，还可保护内皮细胞和神经元。对有微出血风险、合并糖尿病及颅内小动脉狭窄的脑梗死患者都是更好的选择。

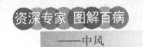

6 治疗心脏病

（1）成年人（≥ 40 岁）应定期体检，早期发现心脏病。

（2）确诊为心脏病的患者，应积极找专科医师治疗。

（3）对非瓣膜病性房颤患者，在有条件的医院可使用华法令抗凝治疗，但必须监测国际标准化比（INR），范围控制在 2.0 ～ 3.0；对年龄 > 75 岁者，INR 应在 1.6 ～ 2.5 之间为宜；或口服阿司匹林 50 ～ 300mg/d，或其他抗血小板聚集药物。

（4）冠心病高危患者也应服用小剂量阿司匹林 50 ～ 150mg/d，或其他抗血小板聚集药物。

7 控制糖尿病

有心脑血管疾病危险因素的人应定期检测血糖，必要时测定糖化血红蛋白（HbA_1c）和糖化血浆白蛋白。糖尿病的诊断标准同中国糖尿病防治指南一致。

糖尿病患者应首先控制饮食、加强体育锻炼，血糖控制仍不满意者，应选用口服降糖药或使用胰岛素治疗。

糖尿病患者更应积极治疗高血压、控制体重和降低胆固醇水平。

糖尿病诊断标准（中国糖尿病防治指南）如下：

①糖尿病症状 + 任意时间血浆葡萄糖水平 ≥ 11.1mmol/l（200mg/dl）或
②空腹血浆葡萄糖（FPC）水平 ≥ 7.0mmol/l（126mg/dl）或
③OGTT 试验中，2hPG 水平 ≥ 11.1mmol/l（200mg/dl）

糖尿病的控制目标（亚洲 – 太平洋地区 2 型糖尿病政策组）如下：

项目		理想	良好	差
血糖（mmol/L）	空腹	4.1 ～ 6.1	≤ 7.0	> 7.0
	非空腹	4.4 ～ 8.0	≤ 10.0	> 10.0

续表

项目		理想	良好	差
HbAlc（%）		< 6.5	6.5 ~ 7.5	> 7.5
血压（mmHg）		< 130/80	> 130/80	≥ 140/90
			< 140/90	
BNI（kg/m²）	男性	< 25	< 27	≥ 27
	女性	< 24	< 26	≥ 26
TC（mmol/l）		< 4.5	≥ 4.5	≥ 6.0
HDL-C（MMCIL）		> 1.1	1.1~0.9	< 0.9
TC（mmol/L）		< 1.5	1.5~2.2	≥ 2.2
LDL-C（mmol/L）		< 2.6	2.6~3.3	≥ 3.3

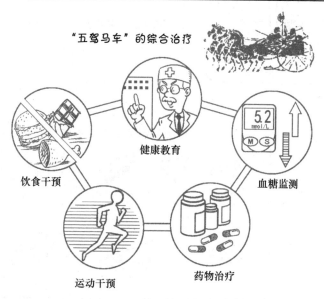

"五驾马车"的综合治疗

健康教育

血糖监测

饮食干预

运动干预

药物治疗

8 治疗高血脂

（1）对已有中风或冠心病危险因素（或病史）的患者以及家族性高脂血症患者应定期（3 ~ 6个月）进行血脂检测（TC、LDL-C、HDL-C、TG 等）。

（2）根据患者有无中风或冠心病的危险因素以及血脂水平决定治疗方式。患者治疗性生活方式改变（therapeutic lifestyle

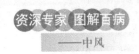

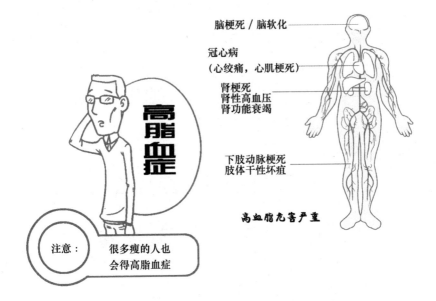

脑梗死／脑软化

冠心病
（心绞痛，心肌梗死）

肾梗死
肾性高血压
肾功能衰竭

下肢动脉梗死
肢体干性坏疽

高血脂危害严重

注意： 很多瘦的人也
会得高脂血症

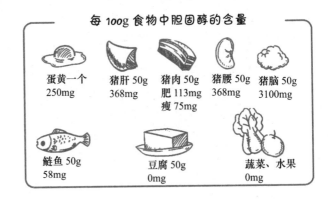

每 100g 食物中胆固醇的含量

蛋黄一个
250mg

猪肝 50g
368mg

猪肉 50g
肥 113mg
瘦 75mg

猪腰 50g
368mg

猪脑 50g
3100mg

鲢鱼 50g
58mg

豆腐 50g
0mg

蔬菜、水果
0mg

changes，TLC）是治疗血脂异常的首要步骤，必须贯穿治疗的全过程。TLC 包括：减少饱和脂肪酸（<总热量的 7%）和胆固醇（<300mg/d）的摄入、选择能加强降低 LDL 效果的食物，如植物甾醇（2g/d）和可溶性黏性纤维（10～25g/d）、戒烟、减轻体重、增加有规律的体力活动等。

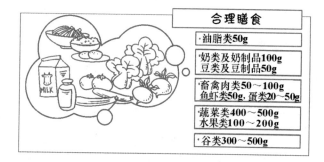

（3）药物选择应根据患者的血脂水平以及血脂异常的分型决定。单纯 TC 增高或以 TC、LDL 增高为主的混合型患者选用他汀类药物治疗，单纯 TG 增高或以 TG 增高为主的混合型患者选用贝丁酸类药物治疗，必要时可联合用药。治疗过程中严格监测药物不良反应，包括肝肾功能，必要时测试肌酶，避免发生肌纤维溶解症的副作用。

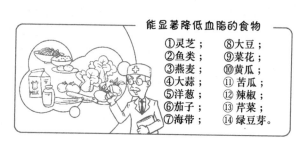

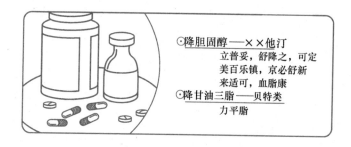

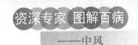

血脂异常防治建议标准（mmol/L）

脂质名称	合适范围	临界水平	需治疗水平
TC	< 5.20	2.23~5.69	> 5.72
TG	< 1.71		> 1.70
HDL-C	> 1.04		< 0.90
LDL-C	< 2.58	3.15~3.61	< 3.64l

建议：

（1）血脂异常，尤其合并有高血压、糖尿病、吸烟等其他危险因素者首先应改变不健康的生活方式，并定期复查血脂。改变生活方式无效者采用药物治疗。

（2）对既往有 TIA、缺血性中风或冠心病史，且 TC 高于 5mmol/L 的患者采用他汀类药物治疗。TG 增高者选用贝丁酸类药物治疗。

三分治，七分养
——中风患者的日常调养与中风的预防

第十一章

1 未病先防——中风的一级预防

首先应该了解什么是医学上所说的"一级预防"。中风的"一级预防"是指在疾病发生前的预防，即通过早期改变不健康的生活方式，积极主动地控制各种致病的危险因素，从而达到使中风不发生（或推迟发病年龄）的目的。医学名词里还有"二级预防"；对于中风来说，二级预防是指得病后如何预防再次发生中风，概念和一级预防是完全不一样的。

中风的预防要以"健康四大基石"为主要内容，以改变不良生活方式为基础，平日主要应做到以下几点：

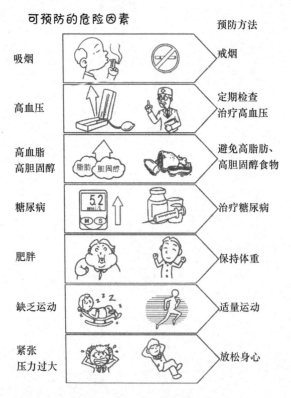

可预防的危险因素 　　　　预防方法

吸烟		戒烟
高血压		定期检查治疗高血压
高血脂高胆固醇	脂肪 胆固醇	避免高脂肪、高胆固醇食物
糖尿病	5.2	治疗糖尿病
肥胖		保持体重
缺乏运动		适量运动
紧张压力过大		放松身心

2　预防中风要从幼年开始

预防中风要从幼年开始。因为，动脉硬化的病理改变往往从幼儿时期就已开始，并随着年龄的增长而逐渐加重。主要原因是与食物中的脂肪含量过高、高糖饮食导致幼年肥胖有关。

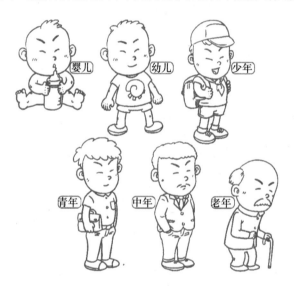

高脂血症和肥胖是引起动脉硬化的主要原因之一。从幼年开始，适当控制高胆固醇及高糖食品的摄入，多吃蔬菜与水果；养成不偏食、不过量的饮食习惯；积极参加多种体育活动，养成好的生活习惯。从幼年就开始培养健康的生活方式，对人的一生极为有益。

下面来看看这个老人与桥的漫画故事：

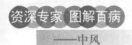

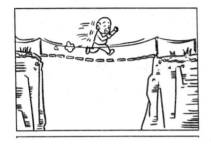

没有易患病的因素，
心脏正常，健步如飞

有高血压、高血脂、高血糖（糖尿病）、吸烟、肥胖等其中之一的疾病因素，人体的负担犹如负重而走，吃力费劲，步履艰难

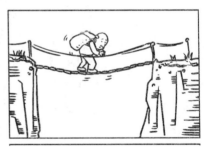

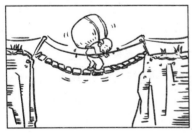

以上多种患病因素中如两种联合，人体已然很累，人将难以行走

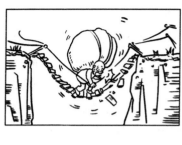

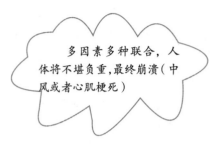

多因素多种联合，人体将不堪负重，最终崩溃（中风或者心肌梗死）

3 预防中风的七道"屏障"

近几年来，中风的发病率逐年增多，致残率、死亡率都较高。当务之急是搞好预防，把好七道关。

★ 把好中风的先兆关

中风先兆由于脑血管发生的病理与部位不同，常是多种多样，但多数有头晕、头痛、短暂意识不清、言语不清等。有上述诸症者应尽早检查治疗，把疾病堵截在萌芽时期。

★ 把好原发疾病的治疗关

及时治疗可能引起中风的疾病，如动脉硬化、糖尿病、冠心病、高脂血症、高黏滞血症、肥胖病、颈椎病等。高血压是发生中风最危险的因素，也是预防中风的一个中心环节，应有效地控制血压，坚持长期服药，并长期观察血压变化情况，以便及时处理。

★ 把好日常的饮食关

饮食要有合理结构，以低盐、低脂肪、低胆固醇为宜，适当多食豆制品、蔬菜和水果，戒除吸烟、酗酒等不良习惯。每周至

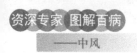
少吃三次鱼，尤其是富含 ω-3 脂肪酸的鱼类，或者服用深海鱼油。ω-3 脂肪酸能够调节血液的状态，使血液较不容易形成凝块，进而防止脑梗死。中风患者多数有高血脂、动脉硬化，因此平时都应不吃或少吃富含高胆固醇的食物，如动物油、蛋黄、动物内脏等，常吃些有降脂作用的食品，如大豆、大蒜、绿茶、生姜、黄瓜、洋葱、香菇、葡萄、海带、黑木耳、花生、西瓜子、燕麦、荞麦、小米等，还要戒烟限酒。

★ 把好诱发因素关

消除中风的诱发因素，如情绪波动、过度疲劳、用力过猛等。要注意心理预防，保持精神愉快，情绪稳定。提倡健康生活方式，规律的生活作息，保持大便通畅，避免因用力排便而使血压急剧升高，引发脑血管疾病。有一部分中风是由剧烈的喜、怒、忧、思、悲、恐惊等精神刺激引起。因此平时就要做到"八不"，即不暴怒、不悲伤、不气愤、不激动、不惊恐、不忧愁、不畏惧、不急躁。也许下面的故事对你有帮助——跳楼后看到了什么？

一个从 10 层楼房的屋顶跳下的人，看到了人生不同的侧面

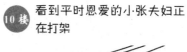

10楼 看到平时恩爱的小·张夫妇正在打架

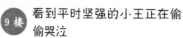

9楼 看到平时坚强的小·王正在偷偷哭泣

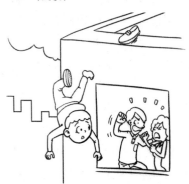

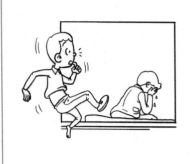

8楼　小·李的未婚夫正在跟自己最好的朋友幽会

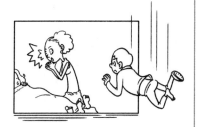

7楼　小·孙正在吃抗抑郁的药物

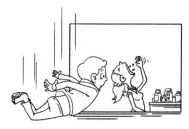

6楼　失业的小·赵正在狂看招工广告

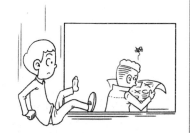

5楼　受人尊敬的钱老师正在偷穿老婆的内衣

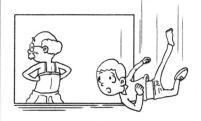

4楼　小·周正在跟自己的新男朋友闹分手

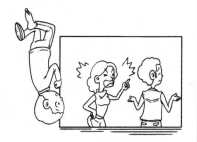

3楼　年老的郑大爷盼着自己的子女看望他

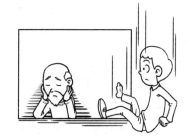

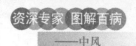

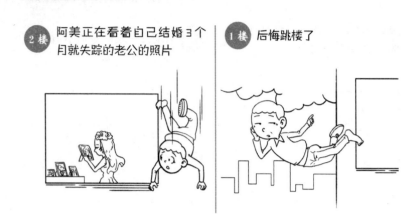

2楼 阿美正在看着自己结婚3个月就失踪的老公的照片

1楼 后悔跳楼了

在跳楼之前认为自己是世界上最倒霉的人。

比跳楼者更不幸的人大有人在。

看完他们之后觉得自己过得还不错。

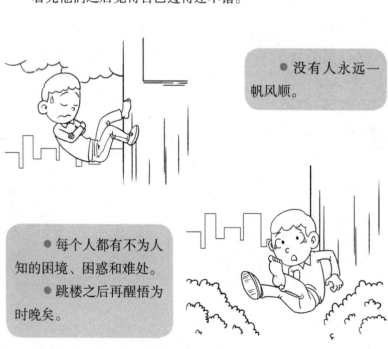

● 没有人永远一帆风顺。

● 每个人都有不为人知的困境、困惑和难处。

● 跳楼之后再醒悟为时晚矣。

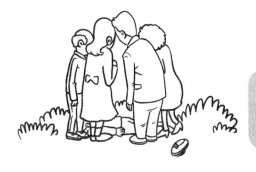

● 别人看了跳楼的人，也会觉得自己过得还不错。

★ 把好天气的骤变关

部分中风是由于受到较强的风寒、湿热等所致。因此要做到"六防"，即防寒冻、防上火、防恶风、防潮湿、防中暑、防燥热。户外活动（特别是老年人）应注意保暖。应在室内逐步适应环境温度，调节室内空调温度，不宜过高，避免从较高温度的环境突然转移到温度较低的室外。

★ 把好劳逸适度关

过度劳累往往也能引发中风，因此要把好劳逸适度关，做到"六防"，即防突搬重物、防长时间超负荷运动、防过度疲劳、防勉强锻炼、防生活紧张忙乱、防过度用脑。劳逸适度，生活规律，适当参加一些文体活动。

★ 把好急诊的时间关

对怀疑有动脉粥样硬化引起的血栓性脑梗死，要争取在3小时内将患者送到医院检查后及时进行溶栓、抗凝治疗。这样，才有可能使患者病情恢复正常、不留后遗症。所以这时必须树立"时间就是生命"的观念，争分夺秒地救治病人。实践证明，若病发后超过了3~6小时才来医治的，再怎么积极治疗终究还是会留下后遗症的，故应千万牢记把好急诊的时间关。

此外，中风患者还要注意平时外出时多加小心，防止跌跤；起床、低头系鞋带等日常生活动作要缓慢；洗澡时间不宜过长等。

4 中风用药的误区

误区一：阿司匹林吃了就管用

在脑血栓的预防性用药中，不少人知道每晚睡前服用肠溶阿司匹林，但仅服1片（25mg）。其实，目前国际公认的肠溶阿司匹林用量为每晚50～75mg，即25mg 1片的肠溶阿司匹林应服2～3片。如果药量不足，则达不到预防目的。

误区二：只管服药不注意监测

因风湿性心脏病引起偏瘫的患者多有心房纤颤，这类病人要终生使用抗凝药，同时进行用药监测。尤其对于彩超检查发现心房内有血栓的病人，在使用抗凝药时，要根据病情不断监测凝血酶原时间，以便及时调整临床用药剂量。否则，用药多了，会引起出血，用药量不足，又会引起血栓。许多风湿性心脏病病人术后出问题，都是由于这个问题没处理好。

误区三：用药种类多点更安全

一些有过中风表现的人往往惶恐不安，于是四处看病。甲医生开了"圣通平"，乙医生开了"尼富达"，殊不知这些名称不同的药，其实都是心痛定，结果因用药过量导致中风。

误区四：偶尔漏服药没关系

一些老年人由于记忆力差，常忘记服药，觉得漏服一两次没关系，其实这是非常危险的，有可能诱发中风。建议中老年朋友将自己常服的降压药、降糖药、强心药等分开包装，上面注明服用日期及早中晚服药的具体时间，或者把每日用药种类按时间写在一张纸上，贴在家中醒目处作为备忘录。工作繁忙的朋友应备三套药，办公室、家里、手提包内各一套，随时提醒自己服药。

5 中风找上门，用药三个"不"

中风以后，病人该选什么药，这是病人及家属都十分关心的问题。临床实践发现，中风是否再发，很大程度与服药习惯有关。然而，究竟怎么吃药，如何吃药，我们应该学会三个"不"。

★ 不中途停药

突发中风的病人，若能及时获得有效治疗，绝大部分能度过急性期（危险期）。此后，再经过 1 ~ 3 个月的治疗，病人可基本痊愈，大多数人可不留或仅留轻微的后遗症，从此转入恢复期。恢复期普遍较长，一般需要 3 ~ 6 个月。其间，若病人症状如半身不遂、言语不清、口角歪斜等，经半年治疗仍不能恢复的话，即变成所谓的中风后遗症。为了减少后遗症的发生，病人在这一年内就要坚持用药及进行康复治疗。但一年以后呢，是否可以不服药？回答是否定的。根据临床资料统计，中风在第一年内的复发率为25% ~ 30%；第二年为17% ~ 20%；第三年为20% ~ 23%；第四年为15% ~ 18%；而到了第五年，则为 5% ~ 9%。由此可见，中风病人的服药时间，最好坚持至少五年。如此，复发率可明显降低。

★ 不自己选中成药

从预防中风复发和治疗后遗症的角度来讲，比较一致地认为，中药制剂能起到良好的效果。尤其是近年来，中药制剂不断发展，市场上出现大量的中成药，如：步长脑心通、通心络胶囊、溶栓胶囊、脑栓通胶囊、中风回春丸、华佗再造丸和复方丹参滴丸等。药物种类很多，但病人却不能轻易自行挑选。原因在于，中医的精华在于辨证施治、分证论治。中风属于本虚标实证，重点在于虚与淤。在急性期（发病的时候）以祛瘀为主，治疗宜活血化瘀；

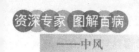
其效果已基本得到肯定，也是目前采用最多的疗法。但进入恢复期的病人就不一样，多以虚证为主，故治疗上就变成以补虚、益气、活血、育阴、熄风等为主。而每一种中成药的作用均有侧重，这一点，并非病人所能辨别。病人在不懂得自己的病症也不太了解药物作用的情况下，就要避免自己挑药，而应该先咨询中医，让中医医生根据病情和体质等有针对性选择，如此才能发挥药物的最佳效果，也能尽量避免错选药物的危害。

★ 不奢望"特效药"

不少中风病人及家属求愈心切，总想找到一种或几种特效药，希望使用后能在短期内获得康复，或有效防止复发。也有些人认为，进口药、贵重药就是好药、特效药，结果不惜一切代价给病人使用；有的人则片面地听信报纸、电视等广告。这样不仅达不到预期效果，还有可能对身体不利。其实，就中风病人而言，由于发病因素非常复杂，如高血压、血脂异常、高血糖等，都属于慢性病，决定了中风的治疗也是一个漫长的过程。病人不但要治疗中风，还应控制血压、血糖，调节血脂和降低血黏度等。如此，才能有效预防二次中风和治疗中风后遗症。

6 中风之后还会再发吗

凡发生过中风的人都属于中风的高危人群，这些人将来发生中风的危险要比普通人大得多。此外，中风病人若同时合并多种危险因素，如高血压、高血糖、高脂血症、心脏病等，则再发的危险性更高。对中风病人而言，"预防再发"这四个字应当始终铭记在心，并积极付诸行动。

令人遗憾的是，在"预防中风再发"这一问题上，我国与发达国家存在着很大的差距。在欧美国家，中风的再发率为20%左右，而在我国，中风的再发率高达 40%。在神经内科病房里，"二进宫、三进宫"的中风病人不在少数。

7 春季保健防范中风很重要

中风是中医的病名。中医认为，"春主风"，与"风"有关的疾病，春季最容易发生。从西医研究结果来看，高血压是导致中风的罪魁祸首。

随着春季气温的不断升高，血液循环加快，血压也随之升高。当血压升高到一定程度时，容易导致脑血管破裂而发生中风。所以，春季应防中风。

高血压病人的血管，一方面由于长期承受的压力较大，处于痉挛状态，弹性下降，脆性增加。

另一方面血管内皮细胞处于痉挛状态，加快了内壁粥样硬化和斑块形成，这样在脑动脉壁增厚、变硬、变脆、管腔变细的病变基础上，一旦血压波动过大，极容易引起中风的发生。当患者的血压突然增高时，就会发生脑血管破裂，造成脑溢血；如果血压下降过快或幅度过大，也会使血液流动变缓慢，导致脑供血不足，而形成脑缺血性中风。

春季气候变化较大，暖中有寒，暖寒交替，有时一日气候三变，忽风忽雨，忽冷忽热。寒冷可使人体交感神经兴奋，外周小动脉收缩，导致血压升高引起脑出血。当然，寒冷还会增加血纤维蛋白原浓度，引起血黏稠度增高，造成脑血栓形成。温暖可使人体交感神经受到抑制，外围小动脉舒张，导致血压降低。

血压的骤降，也是造成脑缺血性中风的重要原因。因此，在春季温差较大的日子里，有中风倾向的患者一定要注意气候的变化，随时增减衣服。同时，患者要注意血压的变化情况，以便采取相应措施。

8 了解缺血性中风常用防治用药

● 抗凝药物

临床上对房颤、频繁的一过性脑缺血性发作（TIA）或椎 2 基底动脉 TIA 患者可考虑选用抗凝治疗。低分子量肝素是抗凝的首选药物，但并非适用于所有急性缺血性中风患者。所有中风患者均需进行颅内外血管检查，包括脑血流图、血管造影或磁共振血管造影、CT 血管成像等。对于合并颅内血管狭窄的急性中风患者，低分子量肝素治疗有效。如果患者因房颤、夹层动脉瘤等拟长期应用华法林时，可以考虑应用低分子量肝素。对于瘫痪程度重、确认必须长期卧床的缺血性中风患者应重视深静脉血栓及肺栓塞的预防，如无出血倾向，建议小剂量皮下抗凝预防静脉血栓。

低分子量肝素一般优于普通肝素，但严重肾功能不全患者宜用普通肝素。对脑静脉系统血栓，临床确诊后应对症处理，积极寻找病因，并在相应治疗的基础上给予抗凝治疗。

● 降脂药物

血脂异常是缺血性中风以及短暂性脑缺血发作的重要危险因素之一。低密度脂蛋白胆固醇（LDL-C）的升高使得发生缺血性中风风险增加。他汀类药物是治疗高胆固醇血症和防治动脉粥样硬化性疾病的重要药物。胆固醇水平正常伴有不稳定动脉粥样硬化斑块证据的中风高危患者，推荐用他汀类药物治疗，以减少中风 /TIA 风险。

有缺血性中风 /TIA 的患者，应尽早完善血脂检查。LDL-C>2.6mmol/L 者，建议使用他汀类药物治疗，并定期监测血脂水平。对于有确切的大动脉粥样硬化易损斑块，或有动脉栓塞证据，以及伴有多种危险因素的缺血性中风 /TIA 的高危患者，无论胆固醇水平是否升高，均推荐强化他汀药物治疗，将 LDL-C 降至 2.1mmol/L

以下，或将 LDL-C 降低 40% 以上，并定期监测血脂水平。现有资料表明，长期使用他汀类药物是安全的。他汀类药物治疗前及治疗中，应定期监测临床症状及 ALT、AST 及肌酸激酶（CK）变化，如出现监测指标持续异常并排除其他影响因素，应减量或停药观察。

● 降压药物

高血压是脑出血和脑梗死最重要的危险因素。研究显示，收缩压每升高 10mmHg，中风发病的相对危险增加 49%，舒张压每增加 5mmHg，中风发病的相对危险增加 46%。有效的抗高血压治疗对于脑血管疾病的预防非常重要。

血管紧张素受体阻断剂（ARBs）能够有效地控制血压，并可以降低高血压伴有糖尿病、心房颤动、左室肥厚、颈动脉内膜硬化等患者发生中风，推荐 ARBs 作为高血压患者预防中风的一线用药。ARBs 有较好的耐受性和依从性，长期应用有利于减少中风的发生和再发。长效钙拮抗剂（CCB）不仅有较好的平稳降压作用，还有明确的抗动脉粥样硬化作用，因此长效 CCB 可作为高血压伴有动脉粥样硬化性脑血管疾病的首选药物。脑血管疾病急性期及伴有重度脑血管狭窄的患者，降压治疗应慎重。

● rt-PA 药物

超早期缺血性中风应该使用 rt-PA 类药物进行溶栓治疗。rt-PA 类药物是目前被证实治疗超早期脑梗死最有效的药物。循证医学证据证明，对符合适应证的急性脑梗死患者，在起病 3 小时内静脉给予 rt-PA 溶栓治疗，疗效优于抗血小板治疗、抗凝治疗。后循环脑梗死的溶栓时间窗可适当延长。溶栓治疗应在有条件的医院，由经过培训的医师来操作。

9 中风发病与季节有什么关系

中风发作季节性明显。高发季节在春、夏或秋、冬季节变化时，在天气变冷时特别是冬春季节，血管收缩明显，血压增高，相关危险因素控制不佳的情况下，心脑血管事件发生明显增加，所以冬季的时候要注意保暖，减少户外活动。夏季天气较热，血管相对处于扩张状态，一般人认为发生心脑血管事件的概率会减少，其实也不尽然。当周围气温较高时，人体大量出汗降低体温，体液大量丢失，血液浓缩相对黏稠也容易诱发中风，所以对有危险因素的老年人，夏天是要避免大量出汗，并要及时补水。

10 冬春寒冷警惕突发短暂小中风

短暂性脑缺血发作俗称"小中风"，是因小血块阻塞血管或血管痉挛而发病。症状包括突然口齿不清、身体局部麻痹、视力模糊等。冬春季节气候寒冷，加上春节期间作息不规律、暴饮暴食、过量饮酒等因素，导致突发性心脑血管疾病患者增多。

"小中风"症状转瞬即逝，发作时间较短，很多人不太重视。但"小中风"是"中风"的预警信号，如果错过预防治疗的最佳时机，可能引发更严重的脑血管疾病。患者平时应在生活细节上加以预防，有饮酒吸烟习惯的人群要格外预防和警惕"小中风"的发生。

11 炎炎夏季当心老年人中风发作引发疾病

入夏，天气炎热，是中风的高发季节，患有高血压、糖尿病等慢性疾病和以往患过中风的老年人要特别注意预防中风发作，一旦出现症状及早到医院就医。

夏季为何易发中风：其一，诱发血压波动，极易导致脑血管破裂；其二，情绪易紧张，人体内应激反应增强，致使中风发作；其三，人体内大量水分蒸发，血液黏稠度上升，极易诱发脑梗死；其四，睡眠休息不良、饮食紊乱等，人体在疲劳应激状态下体内激素释放水平改变，刺激血管收缩，诱发血管病变。另外，糖尿病患者可因血糖增高刺激血管内皮组织，导致动脉粥样硬化诱发中风发作。

12 九大建议预防冬季中风

● 保持乐观态度，避免情绪激动及过度劳累。

● 高血压、糖尿病和高脂血症病人，要在专科医生指导下用药。自己不要随便买药吃，更不要轻信社会上的虚假医疗广告，以免耽误病情。

● 戒除不良嗜好，包括吸烟、过量饮酒等，生活规律。吸烟是脑血管疾病的独立危险因素，包括主动吸烟和被动吸烟。所谓过量饮酒就是指每日饮酒量超过 4 个标准杯（相当于 2 瓶啤酒或 1 两 56 度白酒）的酒量，每周饮酒超过 5 次。生活不规律如在很多重大比赛或者一些重大节日的时候，人们熬夜打牌看比赛，或暴饮暴食等，脑血管发病率会增加。

● 注意选择饮食。饮食以低脂、低盐、低糖为主，多吃蔬菜水果，配适量瘦肉、奶等。同时，冬季天气干燥，人体消耗水分多，而人的口渴感不如夏季明显，所以容易出现体内缺水。要多喝水，最好养成定时喝水的习惯。

● 预防便秘。用力大便时不但腹压升高，血压、颅内压也会同时升高，极易使脆弱的小血管破裂引发脑出血。

● 排便尽量坐便。蹲便时，下肢血管严重屈曲，加上排便用力使血压升高，可引发脑出血。

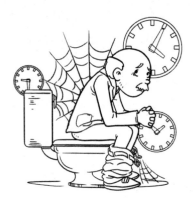

● 逐渐适应寒冷。早晨起床不宜马上离开温暖的卧室进入寒冷的户外，避免因突然的寒冷刺激使血管收缩造成血压升高；注意保暖，适应气候变化。

● 参加户外锻炼，增强体质和耐寒能力。运动是预防心脑血管疾病最有效的方式，也是最经济、最安全的方式，对全身都是有好处的。但必须根据自己的身体条件而定，最好不要做那些剧烈运动。还有，冬天户外锻炼时同样要注意保暖，尤其是对头部的保护。

● 重视中风先兆。部分中风病人在发病之前有一些前期征兆，如无症状的剧烈头痛、头晕或晕厥，有人突然身体麻木、乏力或一时性视物不清，语言交流困难、流口水等。特别是在有高血压、糖尿病、肥胖、吸烟、过度的饮酒、锻炼比较少等人群出现时更应重视。如果有这些症状，建议立即到医院，不要自己在家里处理，更不要自己看说明书吃药。

13 适度的运动可预防中风

生命在于运动，经常运动的人患中风的概率明显减少。据统计，40 岁后的男性积极运动比不活动的同龄人发生中风的危险低 30%。

运动能够增强心脏功能，改善血管弹性，促进全身的血液循环，增加脑的血流量。运动能够扩张血管，使血流加速，并能降低血液黏稠度和血小板的聚集性，从而减少血栓形成。运动可以促进脂质代谢，提高血液中高密度脂蛋白胆固醇的含量，从而可以预防动脉硬化。

在实践中，以每天快走 30 分钟为例，中风发生的概率可降低 30%。快走是指在 12 分钟内需走完 1 公里的距离。坚持每天适度的体力活动，每次活动的时间在 30 ~ 60 分钟为宜。

14 预防中风每天常做四个动作

如何防患于未然，为大家介绍 4 个日常练习的小动作，每日规律练习，就能为日后预防中风起到很好的效果。

● 左右开弓空抓手：研究发现，脑溢血与患者的生活习惯、运动方式有关，缺少锻炼的右脑血管壁异常脆弱，易发生破裂，因此患者应多活动左手。做法是：每天早、中、晚各做 3 次空抓手，每次各做 400 次。

● 早、晚都要耸耸肩：耸肩可使肩部神经、血管和肌肉放松，活血通络，为颈动脉血液流入大脑提供人工驱动力。做法是：每天早晚做双肩上提、放下的动作，每次做 4~8 分钟。

● 规律转动头部：专家从油漆工人很少发生中风的事实分析认为，这与工人劳动时摇头晃脑的工作特点有关。头部前后左右旋转，可增加血管的抗压力，有利于预防中风。做法是：平坐，放松颈部肌肉，然后前后左右摇头晃脑各做 30~50 次，速度宜慢，每天早、晚各做 3 次。低血压患者平卧做。

● 双手巧妙按摩颈部：按摩颈部可促进颈部血管平滑肌松

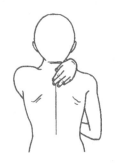
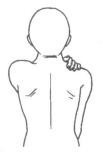

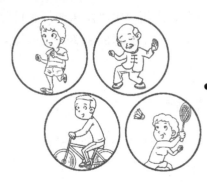

适量运动

● 运动三原则
有恒：经常地、规律地运动
有序：循序渐进
有度：根据自身年龄和体质适度运动

弛，减少胆固醇沉积，促使已硬化的颈部血管恢复弹性，并改善大脑供血，预防中风发生。做法是：双手摩擦发热后，按摩颈部左右两侧，速度稍快，以皮肤发热发红为宜。

15 常打羽毛球有助于预防小中风

小中风常被忽视的关键原因是，不会出现严重头痛、头晕、面瘫眼斜、无法抬起单手或双手、视觉模糊以及言语不清等明显症状。但小脑中风对人身体的伤害却不可忽视，会导致摔跌、记忆问题、老年痴呆症及中风等。

鼓励老年人参加中高等强度运动，是保持老年人大脑健康的有效措施之一。每周坚持打羽毛球、徒步快走、慢跑、游泳等中高强度运动的人，比只做些散步、打保龄球等休闲类运动及不运动的人患"小中风"的概率要低40%。

16 多吃橙子有助于降低中风的发生危险

近日，英国一项新研究发现，吃橙子及其他柑橘类水果有助于降低女性中风危险。

　　这项为期14年的新研究涉及近7万名妇女参试者，结果发现，与不吃柑橘类水果的妇女相比，常吃柑橘类水果的妇女中风发生危险降低10%。

　　新研究负责人伊丁·卡西迪博士表示，总黄酮是食物类黄酮的一种，具有降低中风危险的功效。柑橘类中的总黄酮较多，其中，橙子和葡萄柚中总黄酮含量尤其丰富，一个橙子或一片葡萄柚大约含总黄酮45～50mg。研究发现，总黄酮可改善血管功能，减少炎症发生，而血管功能失常和炎症是导致中风的主因。卡西迪博士表示，柑橘类水果直接食用比饮用果汁更好，因为新鲜水果中总黄酮含量更高，而且没有添加食糖。

17 预防中风叶酸挑大梁

　　对于孕妇而言，叶酸并不陌生，几乎每个孕妇都积极补充，因为叶酸能预防新生儿神经管缺陷。近来，叶酸又被赋予了全新的防治"重任"，由于能降低某个引起中风危险因子的水平，叶酸以安全剂量被添加到ACEI（血管紧张素转化酶抑制剂）降压药中，产生了一种心血管系统的化学复方药物。

　　这个危险因子就是高同型半胱氨酸，是近年来国际医学和生物学研究领域的一个新热点。大量的临床研究和流行病学已证实，和已知比较明确的高危因素高血压、血栓形成一样，高同型半胱氨酸血症也是心脑血管疾病的独立危险因子，动脉粥样硬化、心肌梗死、中风患者同型半胱氨酸水平明显高于正常人，其血浆浓度与心脑血管疾病的程度和并发症呈正相关。

　　而同型半胱氨酸的代谢与叶酸有关，临床研究发现，叶酸水平越低，血浆同型半胱氨酸水平越高。补充叶酸，提高人体叶酸水平，降低同型半胱氨酸水平，是显著降低中风高发率的有效手

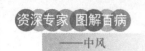

段。叶酸广泛存在于绿色蔬菜中，中风高危人群尤其是不爱吃蔬菜的人，有适量补充的必要。欧美等国家已经在谷物中添加叶酸加以强化。当然，叶酸不能无限制补充，过量也会产生不良反应，服药前最好先咨询医生。

18 多吃富含镁食品或可降低中风的发生风险

研究人员分析了过去 14 年中 7 项研究的数据，研究对象包括来自美国、欧洲和亚洲的约 25 万人。在平均为 11.5 年的跟踪期内，大约 6500 名研究对象患中风。分析结果显示，排除其他因素后，研究对象每天饮食中的镁含量每提高 100mg，其罹患最常见的缺血性中风的风险降低约 9%。

在这项研究中，美国研究对象的平均镁摄入量为 242mg。美国卫生部门目前的建议是，31 岁以上男性和女性每日分别摄入 420mg 和 320mg 镁。

这项研究成果已发表在《美国临床营养学杂志》上。这项研究表明，"饮食中的镁摄入量与中风风险呈负相关性"。不过，由于研究集中于饮食中的镁，中风风险的降低也可能与饮食中的其他因素有关，研究人员并未建议人们每日服用镁补充剂。

19 多吃绿叶菜可降低中风发病率

镁作为人体必需的微量元素，有调节血压、强健骨骼的作用。要想降低中风发病率，研究者并没有建议服用含镁的补品，因其研究聚焦于食物中的镁。通常绿叶蔬菜、坚果和豆类食品都是富含镁的食物。

为了摄取足够的镁，专家则更推荐绿叶蔬菜。摄取足够的镁，对强健骨骼牙齿、控制血压、预防肾结石等均有重要意义。推荐的食物是各种深绿色叶菜，因为叶绿素的分子中含有镁，颜色越浓绿的菜叶，其中含镁量就越高。虽然坚果、豆类、粗粮等食物也富含镁，但按镁营养素密度来算，它们往往比不上绿叶菜。

20　多食钾减少中风的发生

美国医学家在南加州经 12 年对 859 名 50 ~ 79 岁的男女追踪观察表明，进食低钾饮食者发生中风所致的死亡率确实高于进食高钾饮食者。追踪观察发现，如果每天的钾进食量增加 10 个毫克分子量，即可使发生中风所致死亡的危险性减少 40%。因此，高血压和动脉硬化患者若能多吃些含钾量较高的食物，将有利于降低血压，减少中风所致死亡的可能性。

> 含钾丰富的食物有豆类、蔬菜、水果。豆类中以黄豆含量最高；蔬菜中含钾最多的是菠菜、土豆、山药、莴苣等；水果中以橘子含钾量最高。

21　多吃土豆预防中风

很多人以为土豆中含淀粉较多，没多大营养，吃多了还容易发胖。其实，土豆是一种低热量、低脂肪的食品，每 1000g 土豆的热量仅为同量大米或面粉的 20% 左右，所含脂肪是大米或面粉的 7% 左右。此外，土豆中所含的蛋白质比大豆还好，是最接近动物蛋白的一种植物蛋白。近年来，经研究证明，常吃土豆还

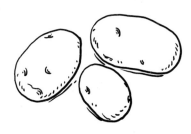

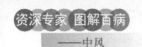

可以预防中风的发生。

　　这主要是由于土豆中含有丰富的钾。钾在人体中主要分布在细胞内，有着重要的生理功能，能维持细胞内的渗透压，参与能量代谢过程，维持神经、肌肉正常的兴奋性。缺钾的人则脑血管容易破裂，发生中风。另外，土豆中的粗纤维可以起到润肠通便的作用。便秘者用力憋气解便时，会使血压突然升高，这也是中风的一个重要诱因。土豆中还含有一种类似转换酶的物质，具有降压药一样的功效，能使血管舒张、血压下降。据印度医学专家研究，一个人只要坚持每星期平均吃上 5 ~ 6 个土豆，患中风的危险会下降 40%。

　　吃土豆时有很多小窍门，掌握它们，更有助于营养的吸收：

　　（1）土豆去皮越薄越好。土豆皮含有较丰富的营养物质，因此去皮不宜厚。去皮后要存放在冷水中，再在水中滴几滴醋，可使土豆不变黑。

　　（2）新土豆去皮法。把新土豆放入热水中浸泡一下，再倒入冷水中，这样就很容易去皮。

　　（3）做土豆放奶味道好。白水煮土豆时，加点奶，不但味道好，也可防止土豆肉质发黄。

22　葡萄酒可降低中风的发生风险

　　有研究表明，经常喝一点红葡萄酒能稀释血液，能起到阻止血管内血栓形成的作用，从而防止心脑血管疾病的发生。法国科学家在一项研究中证实，红葡萄酒既能抑制血小板凝集从而防止血栓形成，又可以升高高密度脂蛋白的水平。所以，研究者认为，红葡萄酒对保护心脑血管的抗凝作用是独一无二的。新的证据表

明喝红葡萄酒者发生中风概率小。在一组对 10000 人以上受试者
为期长达 16 年的研究中发现，每周喝 1 ～ 6 杯红葡萄酒的人与
不喝酒或很少喝酒的人相比，中风的发生率要低 34%。

23 预防中风该注意的饮食事项

如果担心患中风，就必须立刻做好下面五件事：

● 多吃蔬菜和水果。每天至少吃五种或更多，其中一定要
有红萝卜才行。每周吃五次或五次以上红萝卜的人，比每个月
只吃一次或不到一次红萝卜的人，要少 68% 罹患中风的危险。
这是哈佛大学追踪 90 000 位女护士长达 8 年之后，所得到的结
果。另外，菠菜也是很有效的预防中风的食物。红萝卜和菠菜
的保护功效是因为它们富含 β - 胡萝卜素的缘故。据研究指出，
每天摄取 15 ～ 20mg β - 胡萝卜素的人，和每天只摄取 6mg 的
人相比，两者患中风概率相差得很明显。像胡萝卜、菠菜和其
他各种富含 β - 胡萝卜素的蔬菜之所以能预防中风，是因为胡
萝卜素能够防止胆固醇被氧化成有害的形态，进而堆积在血管
内，造成血液凝块。更重要的是，血液中若含有大量 β - 胡萝
卜素和维生素 A，可减少中风所造成的神经伤害，并且加速身
体复原。这是布鲁塞尔大学的研究人员在检验了 80 位中风病人
发病 24 小时内的血液之后，所得到的结论。这是因为当患中风，

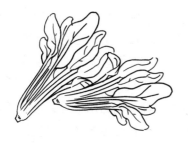
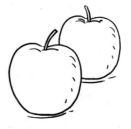

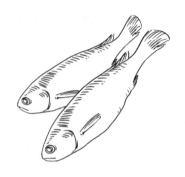

也就是脑部缺氧的时候，脑部细胞功能开始发生障碍，最严重的情况就是脑神经细胞受伤。但是如果血液中含有许多维生素 A，它就能够在各种细胞病变发生的时候加以阻止，因而减轻脑部受损的程度或死亡的机会。

● 每周至少吃三次鱼，尤其是富含 ω-3 脂肪酸的鱼。如果血液中含有大量 ω-3 脂肪酸，患中风的机会就比较少一点，而且即使患中风，伤害也会比较小。荷兰最近的研究发现，年龄在 60 ~ 69 岁之间，每周至少吃一次鱼的人，与那些不吃鱼的人，在往后 15 年内中风的机会要少一半。日本所进行的一连串研究也发现，每天吃 9 盎司鱼肉的渔民，比每天只吃 3 盎司鱼肉的农夫，因中风而致死亡的机会要少 25% ~ 40%。这是因为神奇的 ω-3 脂肪酸能够调节血液的状态，使血液较不容易形成凝块，进而防止大脑血管阻塞。

如果年龄较大，令人担心自己的血管阻塞，不妨想像一下这种情况：当服下鱼油以后，它就会在人的细胞膜内停留。这种充满鱼油的细胞较富弹性，有如液体般的柔软。也就是说，像这种柔软形态的细胞比较容易挤过狭窄收缩的血管，把氧气运送给脑部和心脏的细胞。这种巧妙的变化可以救人一命，特别是当人的血管已经老化和受阻塞的时候。顺便一提的是，吃饱和动物性脂肪的作用恰恰相反，会使细胞膜变得更僵硬。因此，为了预防中风和心血管疾病，最好别吃这一类的脂肪。

● 控制盐的摄取量。即使盐不会使你的血压上升，它也可能对脑部组织有害，引起微小的中风。曾有人用老鼠做实验，分别喂给它们高盐和低盐的饮食。吃高盐饮食的老鼠在 15 周内，竟然全部患中风而死掉，虽然它们的血压并没有升高；而吃低盐饮食的老鼠只有 12% 因中风而死掉。吃高盐饮食致死的老鼠，则因一连串轻微中风，最后导致脑部组织坏死和动脉受损。

● 不要过量饮酒。每天只喝一两杯即可。适量的酒能预防中风，过量的酒则会导致中风。英国的研究人员发现，每天喝一两杯酒，罹患出血性中风或因血管栓塞而引起中风的机会，只有不喝酒的人的 60% ~ 70%。至于每天喝三到四杯酒以上的人，比不喝酒的人患中风的机会要高出三倍。

● 不妨考虑喝茶，尤其是喝绿茶。记住，采取这些行动，能够在万一患中风时，减轻神经的受伤程度，并降低死于中风的机会。

24 降压过头或致缺血性中风

> 年近七旬的王师傅患高血压 20 多年了，伴有高脂血症和动脉硬化等，长期服用降压药，血压控制尚可。入冬后他经常感到头晕乏力，行走、站立时症状加重，卧床休息时消失。一量血压为 155/103mmHg，他赶紧找出两片心痛定（硝苯地平）舌下含化，再加服复降片、北京 0 号，想快速降血压。半小时后，他的血压降至 120/70mmHg，他心满意足。但随后感到右侧肢体无力，头晕加重，心慌、乏力、出汗，且不能说话，家人急叫"120"，到医院被诊断为"缺血性中风"。

王师傅只是把血压降到了"正常"，甚至偏低，怎么会患中风呢？这是老人过度降压，导致了缺血性中风。

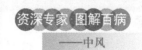

老人常伴有颈动脉高度狭窄或动脉硬化，平时大脑就供血不足。而患有高血压的老人，一方面血管弹性下降，脆性增加，易致脑出血；另一方面血管内壁沉积着类脂质和胆固醇，长此以往导致血管内壁粥样硬化和斑块。

此时如服用降压药剂量过大，导致血压骤降，血液只能供应到脑动脉的主干和分支，两支动脉之间的脑组织边缘区域就会出现"缺血灶"；加上低血压时脑部血液过缓，血黏度增加，易形成血栓，从而导致缺血性中风、偏瘫等。

要注意的是，当高血压者出现站立、行走时眩晕、心慌、肢体无力等轻度"脑缺血"症状时，不要急于服用降压药，尤其禁止舌下含服心痛定。因为含服心痛定片后，舌下吸收快，降压作用强，常常导致血压骤降，对老年性动脉硬化或颈动脉狭窄病人是很危险的，极易诱发缺血性中风。

25 警惕中风"低龄化"

一位从事电脑软件工作的 26 岁男青年小胡，突然感到右侧肢体麻木，使不上劲，并伴有头晕、头痛等症状。半个小时后，他在同事的陪同下到医院神经内科就诊，磁共振检查发现其脑干梗死，医生告诉他"中风"了。中风的原因可能是吸烟过度、压力过大、情绪紧张、代谢紊乱等。下午，该院神经内科又收治了一名 38 岁的中风患者。

随着吸烟、酗酒、肥胖、睡眠欠规律等种种危险因素的增加，中风患者越来越"低龄化"。大量饮酒后血液中乙醇含量增高，可迅速减低脑血流量，同时使血小板凝集功能和血液凝固性增加，诱发中风。长期吸烟可使血管痉挛，血压升高，增加中风发生危险。

中青年人应该警惕，养成良好生活习惯，戒烟戒酒，稳定心态，调节情绪。有高血压家族史的青年人，每年至少测一次血压，而肥胖的青年人则应减轻体重，并每年测血压、血脂和血糖，一旦突然出现头晕、流口水、手脚麻木等症状要及时到医院就诊。

26 拒绝"心"源性中风

在我国，中风的发病率是心肌梗死的 8 ~ 10 倍，死亡率是心肌梗死的 3 ~ 5 倍，已成为心脑血管疾病中的第一"杀手"。临床实践证明，心源性栓塞性中风（CES）与很多心脏性因素密切相关。要想有效地预防心源性栓塞性中风，必须重点防范下列几种高危因素。

● 收缩压高：北京某医院报告 117 例老年单纯收缩期高血压，其中并发中风占 41.9%。这足以证明收缩压升高为 CES 的明显独立危险因素。大量研究显示，使用抗高血压药物治疗老年人单纯收缩压高，可显著减少中风的发生。老年人必须克服单纯收缩压高没有关系的错误观点。

● 房颤（AF）：据调查，AF 约占 CES 半数以上，尤以风湿性瓣膜病相关的 AF 所致 CES 危险最高，可达正常人群的 18 倍；非瓣膜病 AF 致 CES 危险次之。各种 AF 所引起的 CES 随年龄而递增，尤以 AF 首发当年最高。临床实践证明，以华法令等抗凝治疗可减少各种 AF 所致 CES 的初发及复发率。

● 风湿性瓣膜病：有研究证明，风湿性心脏病二尖瓣狭窄并发 CES 率为 9% ~ 14%，伴有 AF、心房扩大、心搏量低及高度狭窄时，CES 危险性显著增高。抗凝治疗可大大降低二尖瓣狭窄并发 CES 率，尤其适用于伴有 AF 或系统栓塞史者。抗凝治疗时，苄丙酮香豆素较阿司匹林安全有效。

● 急性心肌梗死（AMI）：AMI 并发 CES 为 2% ~ 4%，尤以

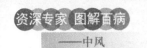

前壁 AMI 多见，并存心力衰竭或 AF 时 CES 危险性明显增高。然而约有 20% 的 AMI 属无症状型，往往以 CES 为首发表现。因此对于所有中风患者，常规检查有无 AMI 的证据尤显重要。抗凝治疗既可降低附壁血栓形成的危险，又能降低 CES 的发生率。

● 心脏病换瓣术后：无论置换生物瓣还是机械瓣，均可并发多种栓塞，年发病率为 26%～53%，其中 80% 与 CES 有关。临床经验证明，换瓣术后，常规中小剂量抗凝治疗可降低 CES 的发生率。

● 心脏肿瘤：尸检发现，心脏原发肿瘤的发生率占一般人群中的 0.0017%～0.3%，其中以左房黏液瘤最多见。据报道，CES 或短暂脑缺血发作者，左房黏液瘤约为 1/750。同样，其他原发或继发心脏肿瘤也可引起 CES。手术切除心脏黏液瘤是防止 CES 的有效手段。

● 心内膜炎：感染性心内膜炎或非感染性心内膜炎均可引起 CES。预防和治疗 CES 的关键在于纠正原发病及控制感染。

● 心腔内血栓：左室腔内附壁血栓脱落可致 CES。一般而言，左房附属组织血栓形成多见于 AF、二尖瓣狭窄、二尖瓣换瓣术后、严重左室功能不全及左房扩大等五种情况。因此凡对有 CES 可疑患者，均应仔细查体，检查有无上述因素存在，并辅以心电图或经食管超声检测，以求提高检出率，防止漏误诊。

27 年轻人患中风 90% 为血管畸形导致

在患出血性中风的年轻人当中，主要致病原因是脑血管畸形，基本可以占到 80%~90% 的比例。一般来讲，年龄在 20～39 岁之间，平时身体健康，在既没有高血压的病史，又没有受伤的情况下，一旦出现自发性脑出血，首先应该想到脑血管畸形的诊断。

年轻人和中老年人脑出血的病理基础是不一样的。脑血管畸形本身就是一种先天性的疾病，一般是在其母亲怀孕的时候就已经存在了，而且血管畸形会随着他的生长而生长。也有一些人虽然患有脑血管畸形，但是一辈子都不会发病，只是这样的概率比较少。大部分的患者会因为到了青春期，随着活动范围、运动量的增加，加上熬夜等因素而发病。患有血管畸形的患者度过了青年时期到了老年期时，反而安全了，因为老年时期的活动量下降了，压力没那么大时，脑血管的压力波动也自然会比较少。

脑血管畸形患者治疗后不易复发：存在脑血管畸形的患者在治疗后，一般复发的可能性比较低，因为随着血管畸形病灶的清除，年轻人脑出血的病根被除掉了，复发的危险也就自然解除了。这与中老年中风患者不同，由于存在广泛的疾病基础，中老年患者的中风更容易反复发作，很不容易根治。所以，对于患有出血性中风的年轻患者而言，应及时做好全面检查，争取早日明确诊断，以期得到更好的治疗和康复。

28 脑出血的饮食治疗

饮食治疗的目的是保护脑功能，促进神经细胞的修复和功能的修复，并达到全身营养支持。如患者无并发症，消化功能较好，可参照高血压、冠心病患者的饮食治疗方法。要给予病人合理的饮食建议，注意低盐、低脂、高钾膳食。纠正营养不良或营养失调，促进恢复和防止复发。

患者病情较重伴有昏迷、消化道出血或呕吐时，应禁食，从静脉补充营养。3天后开始给予鼻饲，应以果汁、米汤、藕粉汁、

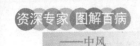
杏仁霜汁为主。每日 4 次或 6 次，每次 150 ~ 200ml，待病人适应后可逐渐加量，每次 250 ~ 300ml。不可一次灌注过多，防止呕吐。待病情逐步恢复时，可适当增加能量，可给予混合奶。混合奶的主要成分是牛奶、淀粉、鸡蛋、糖、盐、植物油等。

根据病情可随时增加可可粉或糊精，以提高混合奶的热量和吸收率。患者每天需要多少混合奶要因人因病情而异。病情平稳无加重者每日可给予 1000 ~ 1500ml 混合奶，其中鸡蛋不宜入得过多，防止血液胆固醇增高和血液黏稠度增加。在两餐混合奶之间还要给予温开水管饲。

患者对混合奶不适应时，可出现呕吐、腹泻现象，应立即停用混合奶，改用匀浆膳或要素膳。如病人全身衰竭可给予氨基酸、脂肪乳静脉滴注，尽快地纠正全身衰竭。

一般病情的患者，应给予含脂肪低、蛋白质高的鱼类、家禽、瘦肉类，豆制品每天不少于 30g。胆固醇限制在 300mg 以下，新鲜蔬菜 400g 以上。要补充足够的维生素制剂，进餐要定时定量，晚餐要清淡，睡前要饮水，防止夜间血液黏稠度增加。

29 脑血栓患者的饮食治疗

脑血栓的病人常有高脂血症和肥胖。饮食治疗原则常以控制脂肪的摄入、减轻体重、降低血液的黏滞度为目的。每日膳食中要减少总的脂肪量，增加多不饱和脂肪酸，减少动物脂肪，使 P/S 比值达到 1.8 以上，以减少肝脏合成内源性胆固醇。烹调时不用动物油，而用植物油，如豆油、花生油、玉米油等，用量为每人每日 25g，每月在 750g 以内为宜。

要限制食物的胆固醇，每日每人应在 300mg 以内，也就是说，每周可吃 3 个蛋黄。如果膳食中控制了总脂肪的摄入，血脂是会下降的，肥胖或超重患者的体重也会下降，最好能够达到或维持理想体重，这样对全身脏器的生理功能有益。

由于膳食中的脂肪量下降，就要适当增加蛋白质。可由瘦肉，去皮禽类提供，可多食用鱼类，特别是海鱼，每日要吃一定量的豆制品，如豆腐干，对降低血液胆固醇及血液黏滞度有利。要增加膳食纤维和维生素 C 的食物，其中包括粗粮，蔬菜和水果。

有些食物如洋葱、大蒜、香菇、木耳、海带、山楂、紫菜、淡茶、魔芋等食品有降脂作用。虽然控制了脂肪的摄入，但不能忽视精制糖和含糖类的甜食，包括点心、糖果和饮料的摄入。随着饮料工业的发展，各种含糖饮料不断增加，多饮用含糖饮料后，体内的糖会转化成脂肪，并在体内蓄积，仍然会增加体重、血糖、血脂及血液黏滞度，对脑血栓的恢复极为不利，所以也要控制饮料的应用。

如脑血栓的病人同时患有糖尿病并应用降糖药而产生低血糖时，可适当饮用饮料以防止血糖继续下降，当一过性低血糖缓解后，就不要再饮甜饮料了。

现在许多厂家生产保健型饮料，其中以低糖饮料为主。用一些甜味剂来替代蔗糖，受到了人们的欢迎，满足了喜食甜食人的要求和口感。常见的味剂有阿斯巴甜、甜菊苷等。其甜度是蔗糖的几十倍，用量小，不产生热量、无毒、体内不吸收，能够从肾脏随尿液排出体外。许多动物实验证明，阿斯巴甜无致癌性，可以放在溶液和面点制作中。

脑血栓的病人有的合并高血压病，食盐的用量要小，要采用低盐饮食，每日食盐 3g，可在烹调后再加入盐拌匀即可。如果在烹调过程中放入盐，烹调出来的菜仍然很淡，难以入口。为了增加食欲，可以在炒菜时加一些醋、番茄酱、芝麻酱。食醋可以调味外，还可加速脂肪的溶解，促进消化和吸收，芝麻酱含钙量高，

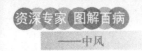

经常食用可补充钙，钙离子可增加血管内皮的致密性，对防止脑出血有一定好处。

另外脑血栓的病人要经常饮水，尤其在清晨和晚间，清晨饮水可冲洗胃肠道，水分入血液后，随活动以汗液和尿液的形式排出体外。晚间活动量小，睡眠前饮水的最大好处是可以稀释血液，防止血栓栓塞。

脑血栓的病人平时宜吃清淡、细软、含丰富膳食纤维的食物，宜采用蒸、煮、炖、熬、清炒、汆、熘、温拌等烹调方法，不适宜煎、炸、爆炒、油淋、烤等方法。

30 蔬菜烹饪不当可引发中风

赤橙黄绿青蓝紫，缤纷蔬菜登上餐桌，不仅养胃还很养眼。中国居民膳食指南推荐，成年人每天吃蔬菜 300~500g，这个对关注营养、关注健康的人来说也不新鲜了。可是事实往往是你吃够了重量、数量，却吃不够营养。

300~500g 蔬菜应该提供的营养可能会因为小小的偷懒行为、不必要的节约思想而流失。来，先检讨一下我们日常生活中的不当习惯，对照一下，自己是否有这样的误区：

误区一：工作忙，没时间买菜，一次采购够 1 周食用

解析：蔬菜放置时间长了，营养会流失，绝大多数维生素特别是维生素 C，遇到空气容易氧化分解而损失。许多 B 族维生素和脂溶性维生素对光敏感，受日光直射会发生损失。

误区二：剩菜舍不得扔掉，反复加热

解析：反复加热，会导致蔬菜中的叶酸、维生素大量流失。

误区三：先切后洗，用水浸泡切过的蔬菜，或切好后放置很长时间再炒

解析：蔬菜经水浸泡后，其所含的水溶性维生素容易流失。蔬菜切过后，接触空气，维生素易被氧化而损失。

误区四：老年人为了便于咀嚼，为了将蔬菜做得很烂，长时间炖煮蔬菜

解析：蔬菜炖煮时间过长，其中的维生素会遭到高温破坏，例如，蔬菜中的叶酸在热和光线的环境中均不稳定，反复加热后损失率可达 50%~90%。

这些误区如果长时间存在，很可能影响人体对叶酸、维生素等营养素的吸收。久而久之，营养素的吸收不足极有可能对健康造成威胁。

上面所说的几个误区可以改正，但对牙口不好的老年人来说，又能咬得动还能最大限度地保存营养的吃蔬菜的方法是什么呢？在刀功上下工夫，尽可能将蔬菜切碎，不要烹调加热时间过长，就可以做到这一点。

31 患糖尿病时间越长中风风险越高

糖尿病患者患病时间越长，在随后岁月里患中风的风险越高。研究人员推测，糖尿病患病时间影响中风发生风险的原因可能在于，长期糖尿病患者会出现比较严重的颈动脉粥样硬化，更可能出现高血压、血栓等。

32 预防中风的食物

● 香蕉

现代医学研究证明，如果每天吃一根香蕉约 100g，将减少患中风的危险，因香蕉含丰富的钾。钾对神经脉冲的传递、细胞中营养物质的吸收及废物的排出，都起重要作用。

● 土豆

土豆既可作主食，又可当蔬菜，每 100g 土豆中含钾 308mg、维生素 C 40mg。中医认为，土豆具有和中养胃、健脾利湿、降糖降脂、宽肠通便的作用，每天吃一次土豆约 50g，可使患中风机会下降 32%。身体缺钾的人，精神易紧张，使中风的发病率增加。

● 牛奶

牛奶除含有利于人体吸收的多种营养物质外，还含有特定的名为吡咯喹苯醌的营养物质，对保护神经，特别是保护脑神经起重要作用，因此，成年人每天最少饮用200~300ml 鲜奶，对预防中风大有益处。

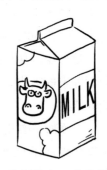

● 含维生素 C 多的食物

日本科学家研究发现，血液中维生素 C 水平高的人，患中风的概率较低。血液中维生素 C 含量较低的人，患中风的危险性比正常人要高 48% ~ 67.5%。因此提倡每天要食用富含维生素 C 的蔬菜、水果、50 ~ 150g，如鲜毛豆、苤蓝、小水萝卜、葱头、大白菜、韭菜、木耳菜、苦瓜、红橘、橙、鲜枣、草莓、黑枣等。

33 中风患者食物宜忌

★ 不适宜的食物

（1）低脂。禁吃食物有：肥肉、肥鸭肉、肥鹅肉、家禽皮、动物内脏（肝、肾、心、脑）、蛋黄、鱼子、腊肉、腊肠、虾、全脂奶、奶酪、巧克力、蟹黄、皮蛋黄、猪油、奶油、可可油、腰果等，因为其成分中主要含有饱和脂肪酸，可使胆固醇分子进入肝脏，能使血中胆固醇浓度明显增高。

（2）忌食蔗糖、果糖、甜食、含糖饮料，控制热量，因为甜食可转化为脂肪。有糖尿病者尤应注意。

（3）食盐不宜过多，每日控制在5g以内。

（4）不宜吸烟、饮酒，因为烟酒都可以加速脑动脉硬化的发展，而且喝酒可使血压升高，诱发中风。

（5）不宜过饱，更不要暴饮暴食。因为过度饱食后，代谢增强，使心肌耗氧明显增加，加重心脏负担。

（6）少饮用含有咖啡因的饮料，如咖啡、茶类都属于含咖啡因的饮料，应适可而止。饮用时，应避免添加奶精，并少用糖。

（7）少食含高嘌呤的食物。减少食用动物内脏、豆类、芦笋等高嘌呤的食物，以避免尿酸过高。多喝水，也可以减低尿酸的浓度。

（8）炒菜油宜选用单不饱和脂肪酸高者，如花生油、菜子油、橄榄油等。

此外，不宜吃油炸、油煎及辛辣刺激性食物。

★ **适宜食物**

● 主食及豆类的选择

玉米、小米、燕麦、荞麦、大麦、大豆、高粱、标准粉、糙米等。

● 肉、蛋、奶类的选择

牛肉、瘦猪肉、鸡肉、鱼肉、兔肉、鹌鹑蛋、海蜇头、海参、淡菜等。

● 蔬菜的选择

芹菜、萝卜、茄子、荸荠、洋葱、蒜、紫菜、海带、木耳、银耳、香菇等。

● 水果的选择

苹果、枣、香蕉、猕猴桃、核桃、葵花子等。

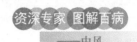

★ **一日参考膳食**

早餐：牛奶1杯、蔬菜、主食，如：素包子、凉拌芹菜。

午餐：主食、肉类等，如煮玉米、米饭、海带烧牛肉、木耳汤。

加餐：可在两餐之间吃些新鲜水果，如苹果。

晚餐：如：米饭、香菇肉片、紫菜鸡蛋汤。

34 预防中风的饮食营养原则

● 食物多样，谷类为主。

● 多吃蔬菜、水果和薯类。

● 常吃奶类、豆类及其制品。

● 经常吃适量的鱼、禽、蛋、瘦肉，保证优质蛋白的摄入，少吃肥肉和荤油。

● 食量与适宜体重要平衡，保持适宜体重。

● 吃清淡少盐的膳食。

● 如饮酒应限量。

35 中风食疗方

下面资料仅供参考，详细需要咨询医生。

（1）三味粟米粥　取荆芥穗、薄荷叶各50g，豆豉150g，水煎取汁，去渣后入粟米（色白者佳）150g，酌加清水共煨粥。每日1次，空腹服。适用于中风后言语蹇涩、精神昏愦者。

（2）羊脂葱白粥　取葱白、姜汁、花椒、豆豉、粳米各10g，羊脂油适量，加水共煨粥。每日1次，连服10日。用于预防偏瘫。

（3）五汁童便饮　取姜汁、藕汁、梨汁、萝卜汁、白糖水、童便各等量，入瓶混匀，用炭火煎煮片刻即成。每日1次，空腹服12ml，温开水送下。适用于本病之筋骨软弱、气血不足者。

（4）大枣粳米粥　以黄芪、生姜各15g，桂枝、白芍各10g，加水浓煎取汁，去渣。取粳米100g，红枣4枚加水煨粥。粥成后倒入药汁，调匀即可。每日1次。可益气通脉、温经和血，用治中风后遗症。

（5）豆淋酒　取小黑豆适量炒焦，冲入热黄酒50ml。趁热服。服后温覆取微汗。用治中风后遗症以及产后中风、四肢麻木等。

（6）蚯蚓散　取活蚯蚓60g置新瓦上，文火焙干研末后装入胶囊。日服2次，每服2粒。适用于脑血栓形成、脑梗死、偏瘫者。

（7）羊肚山药汤　取羊肚1具，去筋膜后洗净切片，加水煮烂后下入鲜山药200g，煮至汤汁浓稠，代粥服。适用于中风后体质虚弱者。

（8）乌鸡汤　取乌骨母鸡1只，去毛及肠杂，洗净切块后加入清水、黄酒等量，文火煨炖至骨酥肉烂时即成。食肉饮汤，数日食毕。适用于中风后言语蹇涩、行走不便者。高血压患者需同服降压药，密切观察血压变化。

（9）黑豆汤　取大粒黑豆500g，加水入砂锅中煮至汤汁浓稠即成。每日3次，每服15ml，含服、缓咽。适用于言语蹇涩者。

（10）蓖麻油饮　取蓖麻油500ml，加入黄酒100ml，混匀后静置1日。每日1次。用沸水烫温后慢慢饮服，每服15ml。用治偏瘫。

（11）四味粳米粥　取天麻9g（以布包好），枸杞15克，红枣7枚，人参3g，加水烧沸后用文火煎煮约20分钟。去天麻、枣核，下入粳米50～100g共煨粥。每日2次。用治中风后偏瘫伴高血压者。

（12）蒸羊头　取白羊头1具，入屉蒸熟后取肉切片，和以调料即可取食。空腹分次食用。适用于头晕、手足无力、体瘦弱者。

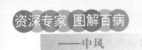

（13）大豆独活酒　取独活 60g，白酒 1000ml，煎取酒汁 500ml。另将大豆 30g 爆炒，趁热急投酒中。120 分钟后去渣即成。饭前温服 20ml。用治中风后舌强不语。

（14）栗子桂圆粥　栗子 10 个（去壳用肉），桂圆肉 15g，粳米 50g，白糖少许。先将栗子切成碎块，与米同煮成粥，将熟时放桂圆肉，食用时加白糖少许。可做早餐，或不拘时食用。补肾，强筋，通脉。可辅治中风后遗症。

（15）枸杞羊肾粥　枸杞子 30g，羊肾 1 个，羊肉 50g，粳米 50g，葱、五香粉适量。将羊肾、羊肉片与枸杞子并入佐料先煮 20 分钟，下米熬成粥即可。晨起做早餐食用。益气、补虚、通脉。可辅治中风后遗症。

（16）荆芥粟米粥　荆芥穗、薄荷叶各 50g，豆豉、粟米各 150g。先煮荆芥穗、薄荷叶、豆豉，去渣取汁备用。再将粟米加入药汁内，加适量清水，煮成粥即可。每日 1 次，空腹食。益肾祛风。可辅治中风之言语塞涩、精神昏聩、口眼歪斜等症。

（17）地龙桃花饼　干地龙 30g，红花、赤芍、桃仁各 20g，当归 50g，黄芪 100g，川芎 10g，玉米粉 400g，面粉 100g，白糖适量。将干地龙以酒浸去腥味，烘干研粉；红花、赤芍、当归、黄芪、川芎水煎 2 次，取汁备用。再将玉米粉、面粉、地龙粉、白糖混匀，用药汁调，制饼 20 个；桃仁去皮尖，打碎，略炒，匀放于饼上，入笼蒸熟（或烘箱烤熟）。当主食食用。益气活血，化瘀通络。适用于中风后遗症、气虚血瘀、脉络瘀阻而偏枯不用、肢体痿软无力、舌质紫暗，或有瘀斑、脉细而涩等症。

（18）北芪炖南蛇肉　黄芪 60g，南蛇肉 200g，生姜 3 片。将蛇肉洗净，与黄芪、生姜共炖汤，加油、盐调味即可。饮汤食肉。益气通络。适用于气虚血瘀、脉络闭阻、口眼歪斜、口角流涎、语言不利、半身不遂、肢体麻木等症。

（19）天麻焖鸡块　母鸡 1 只（约重 1500g），天麻 15g，水发冬菇 50g，鸡汤 500ml，调料适量。将天麻洗净，切薄片，放碗内，上屉蒸 10 分钟取出；鸡去骨，切成 3 厘米见方的块，用油氽一下，捞出备用。将葱、姜用油煸出香味，加入鸡汤和调料，倒入鸡块，文火焖 40 分钟；入天麻片，5 分钟后淀粉勾芡，淋上鸡油即可。佐餐食。平肝熄风，养血安神。适用于肝阳上亢之眩晕头痛，风湿痹着之肢体麻木、酸痛、中风瘫痪等症。

（20）天麻炖猪脑　天麻 10g，猪脑 1 个，食盐适量。天麻浸软切片，同猪脑加水共煮 1 小时，食盐调味即可。肉、汤、药俱食。祛风止痛，滋养通脉。适用于头疼痛之症。现多用于神经性偏头痛、肝阴虚型高血压、动脉硬化及脑血管意外所致半身不遂等症。

（21）九龙根炖肉　九龙根（龙须藤根）30g，黄酒 250g，猪精瘦肉 500g，生姜、葱、食盐、味精各适量。先将九龙根捣碎，研末，将猪精瘦肉洗净，切块，入砂锅，下九龙根末、黄酒、生姜、葱等，搅匀，置火上煮熟，熟后加食盐、味精少许调味即可。以 3～5 天为一疗程，日服 2 次，分早、晚温热服食。猪肉和汤同食。祛风湿，行气血，解郁积，壮筋骨，补脾益胃。主治中风偏瘫。

（22）石风丹炖牛肉　石风丹 9～15g，红活麻、红牛膝各 12g，牛肉 500g，葱、生姜、胡椒粉、精盐等各适量。将前味洗净，碎细，同装入纱布袋中，扎紧口；牛肉洗净，切片，与纱布袋一起放入砂锅里，摆上葱节、姜片，加清水适量，用武火烧沸，改文火炖至牛肉熟，拣去葱节、姜片和纱布药袋，调入胡椒粉、精盐即可。佐餐食。祛风除湿，养血舒筋。主治风湿麻痹、半身不遂等症。

（23）龟血炖冰糖　拳大乌龟 3 只，冰糖适量。每次用 3 只乌龟取血，加清水及冰糖适量，放锅中隔水炖熟。每日 1 次，7次为一疗程。滋阴养血，通脉。可辅治中风后遗症之半身不遂、

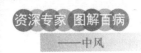

肢体麻痹等。

（24）牛筋当归汤　牛蹄筋 50g，当归 50g，葱、生姜、精盐、味精等各适量。将牛蹄筋剔除杂肉，同当归一起放砂锅，摆上葱节、姜片，注入清水适量，置文火上炖之，待蹄筋酥烂后，拣去当归、葱节、姜片，加入精盐、味精调好味即可服食。食筋饮汤，每日 1 剂，1 次食完，以 15 天为一疗程。养血活络，补肝强筋。主治中风后遗症、风湿性关节炎而见关节屈伸不利者。

（25）独活乌豆汤　独活 15 ~ 20g，乌豆 100g，米酒少许。将独活、乌豆加清水 3 ~ 4 碗煎汤，煎成 1 碗汤，去渣取汁。每日 1 ~ 2 次，加米酒温服。祛风，通经活血。可辅治中风瘫痪、肢体强直、失语。

（26）羊乳饮　羊奶 250ml，竹沥水 15ml，蜂蜜 20g，韭菜汁 10ml。将羊奶煮沸后，加竹沥水、蜂蜜、韭菜汁，再煮沸。代茶饮。豁痰涎，化瘀血。适用于中风痰壅，瘀血所致之噎膈、反胃等症。

（27）豉粥　豆豉 10g，荆芥 6g，薄荷 6g，葱白 4g，生姜 10g，盐少许，羊髓 50g，粳米 100g。先煎荆芥、豆豉、葱白、生姜，后下薄荷，去渣取汁备用。将汁加入清水，并入米、羊髓煮粥，待熟，加盐调味即可食。空腹食。祛风，通络。适用于中风手足不遂、口眼歪斜、言语蹇涩、精神昏闷者。

（28）复方黄芪粥　黄芪、生姜各 15g，炒白芍、桂枝各 10g，粳米 15g，大枣 4 枚。前 4 味水煎取汁，与粳米、大枣煮粥。每日 1 剂，1 次服完。调和营卫，益气活血。适用于血痹、肢体局部麻木不仁、不知痛痒、中风后遗症等。

36 中风患者饮食不宜太"滋补"

中风患者的家属都非常关心患者的日常饮食，诸如"该煲什么汤"、"可不可以吃肉"等是经常被问到的问题。中医认为，中风病因、病机非常复杂，属"本虚标实"，急性期由于发热抽搐或卧床，胃肠道蠕动减慢，消化吸收功能减低出现便秘，胃口不好，舌苔厚腻，脉弦，多表现"标实"为主。此期的病人饮食宜清淡，应给予营养丰富但易消化的食物，如牛奶、豆浆、米粥、软面条、鸡蛋、鱼类、瘦肉，新鲜的蔬菜、水果等，平时喜欢喝汤的病人，家属可将鱼肉或瘦肉掺在蔬菜中一起剁碎滚汤饮用。适当多饮水，以防止便秘和泌尿系感染发生。不宜煲一些过于"滋补"的汤类，以免"留邪"，影响病人的康复。

恢复期和后遗症期的病人，主要表现是"本虚"为主，兼有标实。饮食则要注意扶正气，以达到"祛邪"的目的。常可选用黄芪、党参、当归、田七、丹参、鸡肉、瘦肉（猪、牛）、蛇类、龟类等，但"补"的法则要根据病人证候特点制定。值得提醒的是，不论哪一期，病人都应忌浓茶、酒及煎炸肥腻的食物。

37　中风后有球麻痹的患者家属如何帮助患者进食

中风后发生的吞咽困难一般可较快恢复，发病 1 周内超过一半的患者吞咽困难即可改善；发病几周之内吞咽困难恢复可达 43% ~ 86%。但家属帮助患者进食要注意以下情况：

● 疲劳有可能增加误吸的危险，进食前应注意休息。

● 水、茶等稀薄液体最易导致误吸。由于用吸管饮水需较复杂的口腔肌肉功能，吞咽困难的患者不应使用吸管饮水。如果用杯子饮水，杯中的水应至少保留半杯，因为当杯中的水少于半杯时，患者需低头进行饮水，这个体位增加了误吸的危险。

● 患者进食时应坐起，一般采用软食、糊状或冻状的黏稠食物，将食物做成"中药丸"大小，并将食物置于舌根部以利于吞咽。

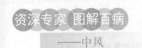

为预防食管反流，进食后应保持坐立位 0.5 ~ 1 小时以上。

每餐前护理人员和患者均要洗净双手。在患者胸前铺上毛巾，然后按患者平时进餐的习惯，有顺序喂饭。喂牛奶、豆浆、米汤、鸡汤等流质饮食时，可用吸管吸或用茶壶喂，注意冷、热要适宜，应慢吸少饮，以防流食呛入气管。固体食物要切成小块后再让患者吃，进餐时尽量和患者少说话，更不能逗患者发笑，以免食物误入气管。

● 吞咽困难患者的饮食指导：①饮食以清淡、少渣、软食为主，面包、馒头可裹汁食用。饮水发呛明显时，应尽量减少饮水，以汤、汁代替。②进餐时抬高床头 30° ~ 45°。③进食前先用冰水含漱或冰棉棒刺激咽喉部，冷刺激咽喉部，悬雍垂肿胀可好转，异物感消失，以利食物和水的通过。

● 胃管的护理：①鼻饲前查看胃管在鼻腔外长度，嘱患者张口查看鼻饲管是否盘在口中。用注射器注入 10ml 空气，同时在腹部听诊，可听到气过水声；或从鼻饲管中抽出胃内容物，表明胃管在胃内。②喂食时动作要轻，速度要慢，以免引起呕吐。③每次喂食量 200 ~ 300ml，每日 4 ~ 6 次，温度 38 ~ 40℃。④每次喂食结束应注入少量温水冲洗管道，以免食物阻塞胃管。⑤每次喂食后要记录饮食内容及量。⑥鼻饲管用具要保持清洁，用后要清洗干净。⑦胃管应根据要求（2 ~ 4 周）定时更换。

38 中风患者是否每年需要定期静脉输液治疗

很多老人家认为每年静脉输液能够疏通血管，这样就能预防中风，但是如果没有相关的中风症状，如果只是简单的静脉输液，则对老人家没有任何帮助，因为输液是短时间内输注大量液体，加重心脏前负荷，因此如果没有中风症状不主张定期进行输液治疗，对此缺少循证医学证据支持。

39 预防中风用中成药好还是西药好

很多病人出院时并不希望带太多的西药，认为吃太多的药对身体不好，则过多的相信中成药物。其实对于像阿司匹林等抗血小板聚集药、他汀类等调脂药物经过大规模的临床验证对预防中风有肯定的作用，具有循证医学的证据；中成药汲取了数千年中国中医理论的精华，对于改善脑循环亦有重要作用，所以也是可以运用的。

40 如何正确应用阿司匹林

● 对于 50 岁以上的高血压患者，或者 50 岁以下的高血压患者合并下述任一危险因素或疾病（冠心病、脑梗死、动脉粥样硬化），建议长期服用阿司匹林。

● 阿司匹林副作用：肠胃不舒服，最严重的副反应是胃肠道出血。

● 怎样将阿司匹林副作用降到最低？

每天服用 100mg 的阿司匹林可以有效预防心肌梗死、心绞痛和脑梗死的发生，但对于有些人来说，服用阿司匹林容易出现肠胃不舒服，影响了阿司匹林作用发挥。

● 选用肠溶制剂或缓释片。普通阿司匹林片口服后，被胃和十二指肠（pH 2 ～ 3）快速吸收，并在 15 ～ 20 分钟内达到最大的血药浓度；而肠溶片只能在碱性肠液（pH 6 ～ 7）中释放，并缓慢吸收，使达到最大浓度的时间延迟到 60 分钟以上，可以减轻六成以上患者的胃和十二指肠刺激症状。阿司匹林缓释片因为在肠道内缓慢释放，作用持久，胃肠刺激症状相对较少。

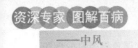

● 必要时加服保护剂。有溃疡出血史的高危患者，或服用阿司匹林后出现了胃肠道不适的症状，但病情仍需要服用阿司匹林者，此时可以同时服用一些保护胃黏膜和抑制胃酸分泌的药物。比如将阿司匹林与胃黏膜保护剂（如奥美拉唑）及 H_2 受体拮抗剂（如雷尼替丁）合用，可明显减轻胃肠刺激症状以及出血等副作用，并且不影响疗效。

● 避免饮酒和同服几种药物。如与皮质激素类药（如强地松）、其他消炎止痛药（如消炎痛、保泰松）合用，容易导致胃肠道出血。糖皮质激素会刺激胃酸分泌，降低胃肠黏膜对胃酸的抵抗力，与阿司匹林合用可能使胃肠出血加剧；阿司匹林与碱性药物如碳酸氢钠等合用，可增加排泄而降低药物疗效。甚至一些活血化瘀的中药，也有可能增加出血的危险。

● 选择合适的服药时间。心脑血管事件高发时段为上午 6 ～ 12 点，而肠溶阿司匹林服用后需 3 ～ 4 小时达到血药高峰。加之夜间人体活动少，血液黏稠，血小板易于聚集，因此，肠溶阿司匹林晚上服用效果更好。

总之，阿司匹林的疗效取决于血栓和出血两者之间的评估，对于低危患者，例如心血管危险的男性、原发性高血压患者，获益与风险相似，选择阿司匹林时需慎重。相反，对于高危的患者，如慢性稳定型心绞痛、既往心肌梗死、不稳定型心绞痛者，获益远大于风险，没有禁忌证者均可考虑服用。如果高血压患者合并有溃疡病、严重肝病等，为了减少副作用，需慎用阿司匹林。另外，由于布洛芬等药物能减弱阿司匹林的作用，尽量避免两者合用，或者在服用布洛芬前先服用阿司匹林。

● 选择阿司匹林的合理剂量。在缺血性心脑血管疾病的治疗中，只需要小剂量，每日剂量在 50 ～ 300mg 之间。通常每天100mg。如果病情较重、体态较胖的人，剂量可相应增加。

● 排除容易导致副作用的合并病症。有慢性肝病、胃肠道出血史、溃疡病活动期的患者，阿司匹林应慎用或不用，此外还有血小板减少、凝血功能障碍的患者也容易发生出血的副作用。对血压过高的患者、有脑出血危险性者，使用阿司匹林需谨慎。

〆 中风患者的自我护理

● 改变生活节奏

（1）要把中风的危险因素尽可能降到最低　控制高血压是预防中风的重点。高血压病人要遵医嘱按时服用降压药物，有条件者最好每日测 1 次血压，特别是在调整降压药物阶段，以保持血压稳定。

（2）要保持情绪平稳　少做或不做易引起情绪激动的事，如打牌、搓麻将、看体育比赛转播等，要注意控制情绪，避免精神过度紧张和疲劳。因为不良刺激及精神过度紧张和疲劳，可使血压突然升高，进而导致脑血管破裂出血而发病，故预防脑血管疾病首先应注意控制情绪，避免过度紧张与疲劳。

（3）饮食需清淡有节制　建立健康的饮食习惯，多吃新鲜蔬菜和水果，做到定时定量，不要吃得太饱和过咸，少吃含脂肪高的食物如肥肉和动物内脏等及辣椒、生葱、大蒜等肥甘厚味和辛辣刺激的食物，戒烟酒，保持大便通畅。应忌烟，少酒，每日饮酒不应超过 100ml（白酒）。

（4）防治动脉粥样硬化，关键在于防治高脂血症和肥胖，饮食控制，适量活动，如散步、打太极拳等，适量运动增加热量消耗，

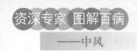

服用降血脂药物，定期有针对性地检查血糖和血脂。

（5）控制糖尿病与其他疾病　如心脏病、脉管炎等，及时治疗可能引起中风的疾病，如动脉硬化、糖尿病、冠心病、高脂血症、高黏滞血症、A性行为、肥胖病、颈椎病等。

（6）注意季节变化　季节与气候变化会使高血压病人情绪不稳，血压波动，诱发中风，故在气候变化时应当注意保暖，预防感冒。

（7）不要用脑过度；平时外出时多加小心，防止跌跤；起床、低头系鞋带等日常生活动作要缓慢；洗澡时间不宜太长；注意治疗原发病，防止再发脑血管疾病。

● 注意中风的先兆征象

一部分病人在中风发作前常有血压升高、波动，头痛头晕、手脚麻木无力等先兆，发现后要尽早采取措施加以控制。

有效地控制短暂性脑缺血发作：当病人有短暂性脑缺血发作先兆时，应让其安静休息，并积极治疗，防止其发展为脑血栓。

● 坚持长期服用药物

（1）抗血小板聚集药物　如阿司匹林、氯吡格雷（进口的如波利维，国产的如泰加），大量临床循证医学证实长期使用抗血小板聚集药物能降低中风的发生率。

（2）调脂药物　目前调脂药物使用和降低脑血管事件之间存在明显关心，他汀类药物预防治疗可使缺血性中风发生的危险减少 19% ～ 31%。目前临床上常用调脂药物包括他汀类和贝特类，其中他汀类药物主要以降低血脂为主（如立普妥、舒降之、来适可，国内主要为血脂康），贝特类对降低血脂效果明显。但调脂药物对肝脏影响较大，所以定期复查肝功能是很必要的。

42 什么叫中风后抑郁症？该怎样治疗

中风后抑郁症的发生在发病后 3 ~ 6 个月为高峰，2 年内发生率为 30% ~ 60%。有人认为大脑左前半球损伤是抑郁形成的重要危险因素；其他危险因素包括缺少社会支持、日常生活缺少帮助等。焦虑症在中风后的发生率为 3% ~ 11%，其存在与抑郁显著相关，中风后的抑郁与焦虑情绪阻碍了患者的有效康复，从而严重影响了中风患者的生活质量，应重视对中风患者精神情绪变化的监控，提高对抑郁及焦虑状态的认识。注重患者的心理护理，在积极治疗原发病、康复和处理危险因素的同时，家庭成员、心理医生、临床医生、责任护士均可对患者进行心理治疗（解释、安慰、鼓励、保证），针对患者不同情况，尽量消除存在的顾虑，增强战胜疾病的信心。

一旦确诊有抑郁症和焦虑症，首选第二代新型抗抑郁药，即 5- 羟色胺再摄取抑制剂（SSRIs）；其次为第一代经典抗抑郁药，即三环类抗抑郁药（TCA）；无论抑郁症与焦虑症，均应同时辅以心理治疗及行为治疗（主要是松弛疗法，如生物反馈疗法、音乐疗法、瑜珈功、静气功等）。

43 中风后患者情绪不好怎么办

中风患者在中风突然发生后处于急性心理应急状态，面临许多心理、社会问题，这时的"人"并不是单纯的生物体，而是身心需要医治和帮助的社会人。中风患者大多为老年人，了解其心理特点有利于做好心理护理。患者常有无用感、孤独感、失落感和死亡恐惧。脑血管疾病患者的心理疾患非常突出，但往往会被忽略，心理疾患对患者的功能恢复非常不利，一定要高度重视，

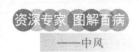

积极治疗。

重视家庭成员的参与，患者最终要回归家庭，因此家庭成员对患者恢复起非常重要的作用，应该让家庭成员充分了解患者的情况，包括功能障碍、心理问题，以便能相互适应，还应掌握一定的康复手段，为患者进行必要的康复训练。

● 无用感：老年人比较容易出现"无用感"，这一感觉在老年人发生中风后会明显加重，而且很可能演变为抑郁、自责情绪，尤其年龄偏轻、病前还工作的人。所以，在病情允许的情况下，鼓励患者做自己力所能及的事情，减少过多、过细的照顾，心理护理侧重点可以放在对患者自我生存价值的认识上，用亲人的语言，引导患者从子女和家庭的角度认识自己生命的价值所在，多鼓励患者，以争取其对治疗和康复的主动性。

● 孤独感：孤独感这一内心体验主要来自于老年人自己的心理需要落差，即现在不同于往日。老人在中风后若伴有不同程度的肢体残疾，这种孤独感很容易向抑郁、焦虑等不良情绪方面转化。心理护理侧重点应放在"理解"方面，理解患者压抑的、难以用语言表达出来的内心体验，同时向患者传递一种

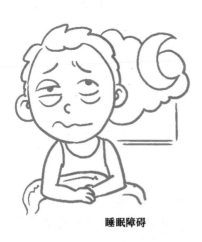
睡眠障碍

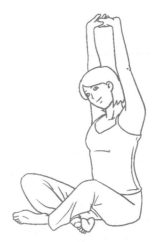

信息，即患者并不孤独、并不寂寞，他的内心体验能被亲人理解。在这一阶段，主动倾听、默默陪伴是对患者最为有效、最为实际的心理护理技术。

● 失落感：中风后老人易使失落感这一内心冲突转变成为心理上的退行。患者可表现为心理行为的依赖、幼稚等。心理护理强调的是患者心理的成长，而不是一味地迁就关心患者。在正视疾病的前提下，鼓励患者寻找原来的"自己"，重新唤回"心理"感受，重新调整自己的心态等。失落感过强的患者，可将自己人格中原来相对隐蔽的、很不光彩的、不被人们所接受的特点暴露出来，可表现为挑剔、不礼貌行为等。陪护者、家人、社区医疗人员要保持理智，要有敏锐的心理洞察力，能及时发现问题，以包容、鼓励的语言帮助患者恢复心理健康。

● 死亡恐惧：生本能与死本能均是与生俱来的本能。这两种本能表现在外在的强弱程度可因年龄有所不同。老年人发生中风，将使这一"死亡恐惧"感加重。表现为抑郁、焦虑、易怒、恐惧等，回避社会，与周围的人不合作、不交流。要及时向患者传递"生命"的信息，随时向患者通报疾病好转的消息，鼓励患者说出内心恐惧，减少患者过分的担心和不必要、不准确的对自身疾病的猜疑等。

中风后"黄金三小时"别错过

中风的治疗就是和时间赛跑，而这就要求急救的每一个环节都不能错。

中风早期有五种表现：①面部和（或）肢体突然麻木、无力，尤其是一侧肢体的麻木和无力；②单眼或双眼突然看不清东西；③没有原因的突然严重头痛；④突然昏迷，不能讲话或听不懂其

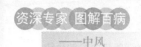

他人的话；⑤突然行走困难、头晕、不能平衡。大家都应当知道这些，这样才能救患者于危难之中。

现在有车的家庭越来越多，有了急事，还有什么比自己开车来得更快捷呢？可是，家里要是有人发生了中风，自己开车送患者，可就大错特错了。

> 曾有这么一个救治病例：患者发病后，家属开车先将他送往一家大型的综合性医院，自以为这样可以万无一失。谁知一进大门就傻了眼，这家医院并没有设立专门急救心脑血管疾病的科室。家属只好开车去另外一家医院，谁知该院也没有设立救治心脑血管疾病的科室……折腾半天，走了无数弯路，才将患者送往天坛医院，大大地延误了治疗，导致患者病情恶化。

除了会送错医院，家属往往不知道患者该采取何种姿势最合适，在拖、拽的过程中往往也会加重病情。所以，发病后的正确做法是打急救电话"120"，然后在原地等待。

据相关调查统计，中风患者使用救护车的比例在我国仅为23%。相对于救护车，家属自行开车送患者上医院，有三大不利：不知往哪家医院送；万一患者途中出现病情加重，家属不会处理；在交通上没有特权，路上耽误时间。

研究显示，如果中风患者能在发病后3小时内进行溶栓治疗，则患者能够取得比较好的治疗效果。

3小时听起来似乎时间很宽裕，但是，许多医生都表示，患者很少能够在中风3小时之内被送达医院。导致这个局面的最主要原因是，大家不知道什么是中风的表现。

如头痛就是许数人容易忽略的症状。引起头痛的原因有多种，的确不易被人注意。约有 1/3 的人，在中风之前会有头痛现象，尤其是突然的剧痛头痛更要小心。

有很多中风患者即便感觉到自己肢体无力，但其直觉反应可能是晚上睡觉时肢体受压了，总是期望等一会儿会自行恢复，这一等就延误了时机。实际上，睡觉压迫肢体所引起的麻木，很少是同一侧、同时发生的。

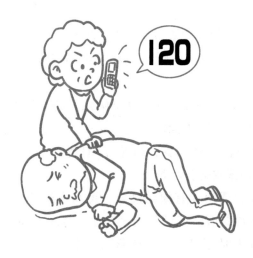

45 中风患者便秘的预防及处理

便秘是中风病人经常遇到的肠道问题。中风病人容易发生便秘的常见原因有：神经功能紊乱，不能引起排便反射的形成；长期卧床改变了原来的饮食习惯；排便习惯或排便姿势；病人体质虚弱，活动减少，肠蠕动减弱，排便动力不足；或由于进食过少，粪便体积不够等。

中风病人大便不通畅时，肠道便不能顺利地排污去浊，另一方面，肠道分解出来的胺大量积聚，被吸收入血液，于是对中枢神经系统便会产生毒害，从而可以严重影响中风病人大脑功能的

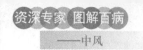

恢复。因此，中风病人不仅要预防便秘，一旦出现便秘必须 采取积极而有效的措施予以清除。

下面介绍几种预防和消除便秘的简便方法，以供有关患者及护理人员参考。

（1）中风患者日常生活中应保持排便的正常规律，每日排便要定时，间隔时间不宜过长，以免大便过多地积聚和过多的水分被吸收。

（2）进餐要适量，并适当多吃些含纤维素的食物，如水果、蔬菜等，以保持大便松软的质地以及适当的体积及水分，创造引起排便的条件。

（3）对于一般性便秘（即轻度便秘），可进行腹部按摩，以增加肠蠕动的机会，促进排便。

（4）有了便意后15分钟，如若仍不能解出，可于肛门内塞入甘油栓、开塞露或肥皂碎块。

（5）一旦发现病人有便秘迹象，可马上给予轻泻剂，如酚酞，每晚2片口服，或润肠剂蓖麻油，每次15ml口服，一般服后2～6小时便可见效。蓖麻油对于中风前就有习惯性便秘的病人特别有效。对于某些病人，则可用硫酸镁口服，约经2～4小时可排便。硫酸镁属渗透性通便剂，可以阻止肠内水分被肠壁吸收，使肠内保持有大量的水分，从而可以机械地刺激肠蠕动而促进排便，这对伴有高血压的病人效果较好。

（6）对于中风前大便正常病后出现大便单纯干燥的便秘病人，可于睡前口服石蜡油15ml，既能润滑肠壁又能使大便变软，便于排出。

（7）对于中风伴有脑水肿的病人，最好使用甘油，每公斤体重1g，加等量生理盐水，每日口服一次，服用后能润滑并刺激肠壁，软化大便。同时对中风脑水肿病人的抢救也有其独到之处。

（8）便秘超过3日，且经过各种润肠剂等治疗均不见效者，可给予清洁灌肠，一般认为，这是解决排便困难最有效的办法。如若仍然无效，则应戴上手套，用手指从肛门内挖出干硬的粪便。

46 中风患者家中按摩

病人患中风后遗留的半身不遂，需要进行康复训练，才能使部分机体功能得到恢复。

捻揉各指（趾）	家人捻揉患者瘫痪的手、脚的各个指头（趾头），从大指（趾）至小指（趾），揉的力量要轻，指头（趾头）各个面都要揉到，共 20 分钟。目的是促进末梢的血液循环，防止肌肉萎缩，促进神经功能的恢复
按揉四肢	家人轻柔地按揉患者瘫痪的肢体，重点按揉胳膊的外侧肌肉，以及大、小腿前面的肌肉。因为中风后的患者，多表现为胳膊外侧和腿部前面的肌肉明显萎缩，按揉此处肌肉可以有效防止其萎缩
点揉穴位	用拇指指尖点揉合谷穴、曲池穴、足三里穴、三阴交穴。每穴 1 分钟，具有补益气血、通经活络的作用
活动关节	活动关节是非常重要的一环，也是必须每天练习的内容。家人从患者手脚的末梢开始，依次向上活动每个关节。活动关节注意手脚的关节都应向上轻轻扳动，不要向内屈曲地进行扳动。力量不可以大，以免掰伤关节，以患者不痛为度。手指、手掌和手腕的关节活动后，再活动胳膊肘和肩部，注意是轻轻地向外展；脚趾、脚腕活动完，开始活动膝关节和大腿，注意大腿向上抬和向外展的动作要多做
自助关节运动	患者在家人帮助下完成瘫痪肢体关节运动后，可以用自己的好手去活动瘫痪的坏手。例如可以躺在床上抓着患手的手腕，往上抬，注意力量要轻

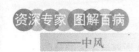

另外，除了上述的锻炼方法之外，患者还可以适当做些家务活，先从简单的对指、握杯子、拿笔、使用筷子找嘴等开始，当能够完成以后，便可以练习自己吃饭、穿衣、倒水，熟练后，再学习画画、写字等。

47 中风患者康复期必做的六件事

● 控制血压

随着血压升高，中风再发风险逐渐增加。专家建议，中风患者每天应坚持测量血压，并在医生指导下服用降压药，把血压保持在 140/80mmHg 以下。同时，减少盐的摄入（每天少于 6g）也有助于血压的良好控制。

● 定期查血脂

新近的研究发现，中风患者服用他汀类药物能降低再次发生中风的风险，同时能降低主要冠脉事件如心肌梗死的发生率。他汀类药物除可通过降脂作用降低中风再发风险外，还可通过稳定粥样硬化斑块、改善血管内皮功能、减轻炎症反应等途径降低中风再发风险。专家建议，中风患者应将低密度脂蛋白（LDL）控制在 2.6mmol/dl（100mg/dl）以下。若同时合并多种危险因素，则应把 LDL 控制在 2.06mmol/dl（70mg/dl）以下。

● 定期查血糖

糖尿病患者罹患心脑血管疾病的危险是无糖尿病者的 2~4 倍。无心脑血管事件史的糖尿病患者在未来 8~10 年中发生心脑血管事件的危险高达 20%。已发生过心肌梗死、脑梗死的糖尿病患者未来再发的危险超过 40%。这些数据充分说明，糖代谢紊乱患者发生或再发心脑血管事件的风险很大。无糖尿病史的中风患者应定期（每半年）检查血糖（空腹、餐后 2 小时），若发现有血糖升高，应积极治疗。合并糖尿病的中风患者，更应在医生指导下接受降糖治疗，并监测血糖。

● 戒烟限酒

吸烟是高血压、高脂血症、冠心病、中风等心脑血管疾病的主要致病因素之一，吸烟使中风风险增加 2 倍。饮酒过量使中风风险增加 2~6 倍。专家建议，中风患者应戒烟限酒。每日饮酒量红酒不超过 50ml、啤酒不超过 500ml，尽量不喝白酒。

● 服用抗血小板药物

服用抗血小板药物预防血栓形成是每个中风患者都必须坚持的治疗。常用药物有氯吡格雷（波立维）等。此外，合并房颤的中风患者还应在医生指导下接受口服抗凝药治疗。

● 坚持功能锻炼

目前主张，中风偏瘫患者的康复锻炼越早越好，锻炼时应量力而行。完全偏瘫的患者可在家属帮助下做一些患肢的被动运动。手脚未完全瘫痪的患者则应多活动患肢，如抬手、伸腿等。若有条件，可在专业康复师的指导下进行康复锻炼。

48 有中风症状后自己应该怎么办

第一步：如果发现自己出现中风症状，不管在做什么要停下来原地休息，并通知周围人或家人告诉他们自己出问题了，并且让了解病情的家属陪同入院以便给医生提供详细病史。

第二步：紧急拨打急救车。选择救护车转院好处体现在以下两个方面：①能尽快选择治疗脑血管疾病专业医院，中风的早期，最佳治疗时机是发病 3 小时内，不能等待自我转好，常有病人因为等待而失去了最佳治疗时间窗。②病人在转院路上出现病情变化，非专业人员可能会出现处理不当造成伤害，而救护车上都配备专业人员来转运病人。搬动最好用担架，途中避免颠簸。

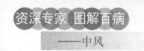
第三步：如果家里有血压计的话，测一下血压，把血压记下来。这个时候还要注意不要给病人用一些不能确定的药物，比如在家里经常错误地应用一些强心药、降压药，或者用其他舌下含的药物，这个时候有两种危险：第一，因为不是医务人员，对药物选择本身不太专业，可能会出现药物的不良反应。第二，中风的病人有吞咽的问题，如果在咽药过程中发生呛咳，对病人后续的治疗造成很大的麻烦。

49 如果家里人患有中风该怎样护理

如果老年人得了中风，生活不能自理，作为老人的子女有责任和义务照顾好病重的老人。那么，作为子女该从何做起呢？

首先要劝说老人树立信心，锻炼四肢，以免肌肉和神经发生萎缩。经常按摩各个关节和肌肉，是防止关节僵硬和肌肉萎缩的好方法。等到肢体可以主动活动时，就应鼓励老人经常坐在床上或椅子上，用脚蹬床档或踩地面，或手里转动核桃（症状轻者可用健身球）。再进一步，则可搀着老人练习站立和行走了。有些子女怕中风的老人摔倒发生不幸，于是不让老人进行活动，这样并不妥。其实，愈是早期开始活动，肢体功能的恢复就愈快愈好，死亡率也就愈低。据统计，卧床不起的中风老人在 5 年内的死亡率为 54.7%，而能活动的中风老人仅 12.1% 死亡。

为了防止畸形，瘫痪老人的肢体应当用绷带、沙袋或枕头固定在"功能位"。肘部应成 90°，腕部要手掌向前（即旋前位）。老人易发生足下垂，千万别拿被子直接压在脚背上，最好用支架把被子托起来，脚下再垫个枕头，使踝关节成 90°。

预防褥疮非常重要。老人瘫痪后，翻身不便，往往由于骨头突出部位和床褥相压而使皮肤发生坏死性溃疡，因而要勤翻身。一般应每两小时翻一次身，翻身后用酒精或滑石粉轻轻按摩骨头凸出部位，以利于血液流通；用气垫或泡沫塑料垫在骨凸部位，可减轻压力。另外，还要经常为老人擦洗皮肤，在皱褶处、会阴区和臀部扑些痱子粉，以保持清洁、干燥。一旦出现褥疮，可用大灯泡烤干患部，涂抹紫药水，或撒中药生肌散，并压迫疮面。

老人长期卧床，食欲不好，应吃些蛋羹、豆浆、牛奶、藕粉、米粥、水饺、鸡汤、细面条等易嚼、易消化而富有营养的食物。喂饭要有耐心，咽下一口再喂一口，切不可过急，以免发生吸入性肺炎。

如果瘫痪老人不习惯于卧位排尿，出现排尿困难，可用手轻轻按摩下腹，或用热水袋敷下腹，会收到一定效果。

对右侧半身不遂，出现听障碍的老人，要劝其慢慢讲话，多听收音机，多让儿孙和他（她）交谈，以重建语言功能。当然，这个过程较慢，需要极大的耐心。

中风的老人在恢复期死亡的原因约 60% 是肺炎。所以，注意室内通风，适时增减衣服、做好保暖，防止发生感冒。

照顾中风的老人就像照顾自己的孩子一样细心呵护。如果中风的老人能得到细心照料，多数人可在一年内恢复，其中半数人可以达到生活自理。

50 中风患者的家庭急救方法

中风患者在发病后，抢救是否及时、处理是否得当，对预后至关重要。因此，在家中抢救中风病人时，应注意以下几点：

● 发现病人中风后，切忌慌乱紧张。应先让病人平卧在床上，并尽快与医院或急救中心联系。

● 中风可分为出血性中风和缺血性中风，在诊断未明确时，不要用药。因为不同类型的中风用药也不同。

● 把握准确搬运病人的方法。首先，不要急于从地上把病

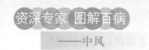

人扶起，最好 2 ~ 3 人同时把病人平托到床上，头部略抬高，以避免震动。其次，松开病人的衣领，如有假牙（义齿）取出假牙。别的，假如病人出现呕吐，应先将其头部偏向一侧，以免呕吐物堵塞气管；假如病人发生抽搐，可用筷子垫在上下牙之间，以防咬破舌头；假如病人出现气急，或咽喉部有痰鸣音，家属可以将塑料管（或橡皮管）插到病人的咽喉部，然后在塑料管的另一端用口吸出痰液。

● 在送医院前，应尽量少移动患者。转送病人时要用担架抬。假如是抬病人上楼梯，应让病人的头部处于高位，脚部处于低位，这样可以减少脑部充血。在送病人去医院的途中，家属需用双手托住患者的头部，以避免头部震动。

● 对昏迷较深、呼吸不规则的危重病人。可先请医生到家里治疗，待病情稳定后再送往医院。

● 缺血性中风的病人大多数神志清醒。此时应让病人静卧，同时做一些肢体按摩，这样可以促进血液循环。

51 心脑血管疾病发病比较紧急，家庭应常备哪些急救药物

有心血管疾病患者的家庭，应常备：硝酸甘油片、速效救心丸、镇静药、心痛定和阿司匹林等应急急救药物，当发生心血管事件时，应及时并按量给予患者服用。